U0346858

全国中医药行业高等教育"十二五"规划教材配套教

全国高等中医药院校规划教材(第九版)学用书

易学助考口袋丛书(第二版)

病 理 学

主　编　黄玉芳(南京中医药大学)

副主编　王学江(首都医科大学中医药学院)

　　　　肖　纯(江西中医药大学)

编　委　朱　伟(湖南中医药大学)

　　　　苏　宁(广州中医药大学)

　　　　武一曼(福建中医药大学)

　　　　苗宇船(山西中医学院)

　　　　潘彦舒(北京中医药大学)

中国中医药出版社

·北 京·

图书在版编目(CIP)数据

病理学 / 黄玉芳主编. —2 版. —北京:中国中医药出版社,
2014.3

ISBN 978-7-5132-1792-7

Ⅰ.①病… Ⅱ.①黄… Ⅲ.①病理学－医学院校－教材
Ⅳ.①R36

中国版本图书馆 CIP 数据核字(2014)第 014443 号

中 国 中 医 药 出 版 社 出 版
北京市朝阳区北三环东路 28 号易亨大厦 16 层
邮政编码　100013
传真　010 64405750
北京市泰锐印刷有限责任公司印刷
各地新华书店经销

＊

开本　787×1092　1/32　印张 10.75　字数 269 千字
2014 年 3 月第 2 版　2014 年 3 月第 1 次印刷
书号 ISBN 978-7-5132-1792-7

＊

定价　19.00 元
网址　www.cptcm.com
如有印装质量问题请与本社出版部调换
版权专有　侵权必究
社长热线　010 64405720
购书热线　010 64065415　010 64065413
书店网址　csln.net/qksd/
官方微博　http://e.weibo.com/cptcm

再 版 前 言

　　针对中医药院校学生在专业学习中普遍反映的课本内容多、抓不住重点、理解记忆困难等问题，在 2003 年 " 新世纪全国高等中医药院校规划教材 " 全面启用之际，我们策划了 " 易学助考口袋丛书 "。本套丛书包括了 28 种中医药专业的主干课程，有中医基础与临床、西医基础与临床及中药专业的课程，受到了广大学生的喜爱，十年来多次重印。

　　本次再版的 " 易学助考口袋丛书 " 依据全国中医药行业高等教育 " 十二五 " 规划教材、全国高等中医药院校规划教材(第九版)的内容进行了修订，修订者均为全国各大中医药院校中具有丰富教学经验的一线骨干教师，同时也是教材的编委。本丛书作为 " 十二五 " 规划教材的配套辅导读物，旨在帮助中医药院校学生掌握各科学习要点，提高专业学习效率，从容应对各种考试。本丛书紧扣教学大纲，将每门课程中需要掌握的要点、重点、难点等核心关键内容提炼浓缩，使学生易学易记。

　　本丛书的版式编排依然采用类似于教师授课板书和学生课堂笔记的形式，力求简洁清晰、一目了然；设计上沿用第一版的疏朗风格，留给学生自由补注加释的空间；采用小开本印刷，便于携带，使学生可随时翻阅温习。

　　希望本次再版的这套丛书依然能成为中医学子专业学习、应对考试的好帮手。

编写说明

病理学是一门研究疾病发生发展规律、阐明疾病本质的医学基础学科，也是一门沟通基础医学和临床医学的桥梁学科。医学生应系统掌握其理论知识，以便为学习临床各学科打下扎实的基础。

新世纪以来，全国中医院校规划教材《病理学》已出版了"十五"、"十一五"和"十二五"三版，在全国各中医院校中广泛使用，得到专家学者和广大学生的好评。易学助考口袋丛书《病理学》的编写，就是为了帮助学生较快地、融会贯通地掌握好病理学的知识要点。

易学助考口袋丛书《病理学》第一版于2005年出版，是根据普通高等教育"十五"国家级规划教材、新世纪全国高等中医院校规划教材《病理学》（黄玉芳主编，中国中医药出社2003年1月出版）的主要内容，按教学大纲要求，从便于领会、理解，易于掌握、记忆的角度，组织原教材的部分编委编写的。本书的第二版，依据全国中医药行业高等教育"十二五"规划教材《病理学》（黄玉芳主编，中国中医药出版社2012年出版）内容进行了全书修订。

编写此书的目的，具体从三方面考虑：①在学生阅读教材时起一个提纲挈领的作用；②在学生听课时提供一个讲课的大纲，可免除抄写笔记的繁琐，保证学生能认真听讲，积极思考；③帮助学生预习和复习，尤其是期末考试复习时，通过一个简要的知识树干有助于学生系统地掌握重点。

本书编写的体例、章节与教材基本同步，不同之处是：将着重研究疾病时的形态结构改变的"病理解剖学"和着重研究疾病时机体的机能代谢变化的"病理生理学"分为两篇来编写，以方便学生学习。本书各章均根据教学大纲要求，用"★""▲""●"符号分别标出"掌握""熟悉""了解"三部分内容。【重点提示】为本章教材的精要和知识要点，在每章最后的【难点提示】对全章的难点又作了详实的解答。全书的最后还附了模拟试卷，供学生复习后自我检测，参考答案可供学生解题参考，并能从中学习一些解题技巧。

　　本书第一版的编写人员是：第一篇"病理解剖学"中的第1~4章由肖纯编写，第5~10章由黄玉芳编写；第二篇"病理生理学"由王学江编写。第二版修订在第一版的基础上，经过了两个阶段：先是根据《病理学》第二版教材内容，对书中内容逐字逐句修改，除原编者外，朱伟、苏宁、武一曼、苗宇船、潘彦舒等老师参加了修订；再次修订于2013年，由主编黄玉芳根据《病理学》第三版教材内容，对全书进行了最后的修订和定稿。

　　本书参考近年国内外相关的《病理学》教材和文献，并结合编者长期的教学和科学研究实践进行编写。本书编写得到了参编院校的领导和同仁的支持和帮助，在此表示感谢。

　　本书对学习《病理学》课程起到助学、助考、解难的作用，可供普通高等教育医学院校各学制学生的《病理学》学习使用，也可作为研究生、病理医生、进修生及执业医师资格考试人员的学习参考。

　　由于医学与病理学科发展迅速，知识更新速度很快，加上编者学识水平所限，书中不足之处在所难免，恳请同行和读者不吝指正。

黄玉芳
2014年1月于南京

目　录

绪论

▲ 熟悉病理学的研究对象、任务

● 了解病理学的基本内容、研究方法及其在医学体系中的地位

☞ 重点提示

▲病理学的研究对象和任务

1. 研究对象

病理学是研究疾病发生发展规律、阐明疾病本质的一门医学基础学科，是医学科学实践的基础。

2. 研究任务

研究疾病的 {
- 原因——病因学
- 发病机制——发病学
- 形态结构改变——病理解剖学
- 功能代谢改变——病理生理学
- 转归——结局
}

●病理学在医学中的地位

病理学属现代医学基础学科，在医学体系中占有重要的地位，是医学生成长为临床医生重要的必修课程之一。病理学是基础医学和临床医学之间的桥梁学科，在医学教学体系中起着承上启下的作用。

●病理学的基本内容

总论：是研究和阐述存在于不同疾病中有共性的基本病理变化，即疾病发生的共同规律。

各论：是研究和阐述各系统器官不同疾病的特殊规律。

●病理学的研究方法

1.人体病理学研究

尸体解剖（尸检）——对病死者的遗体进行病理剖验，为病理学的基本研究方法之一

活体组织检查（活检）——用局部切取、钳取、穿刺、搔刮等手术方法，从患者活体获取病变组织进行病理诊断

细胞学检查——采集病变处脱落的细胞进行涂片观察，多用于肿瘤的诊断

2.实验病理学研究

动物实验——在动物身上复制出某些人类疾病或病理过程的模型，以便进行病因学、发病机制、病理改变及疾病转归的研究。动物实验还可以进行治疗方法、药物筛选和不良反应的观察

组织培养和细胞培养——将某种组织或细胞用适宜的培养环境在体外培养，可以研究在各种病因作用下细胞、组织病变的发生和发展

3.病理学观察方法和新技术的应用

(1)观察方法

大体观察

光学显微镜观察

组织化学和细胞化学观察

免疫组织化学观察

电子显微镜观察

图像分析技术

(2)新技术的应用

流式细胞术

激光扫描共聚焦显微镜

重组 DNA

核酸分子杂交

原位杂交

聚合酶链反应 (PCR)

DNA 测序

基因芯片

组织芯片

第一篇

病理解剖学

第一章

细胞和组织的适应、损伤与修复

★掌握各种变性、细胞死亡和肉芽组织的概念、特点和结局

▲熟悉萎缩、肥大、增生、化生、再生的概念和特点

●了解凋亡、创伤愈合

☞ 重点提示

概　述

细胞、组织、器官耐受内、外环境中各种因子的刺激作用而得以存活的过程，称为适应。

细胞和组织遭受不能耐受的有害因子刺激时，则可能引起损伤，表现出代谢功能和形态结构的变化。较轻的损伤（如变性）是可逆的，细胞的严重损伤可引起细胞死亡，是不可逆的。

第一节　细胞和组织的适应性反应

适应 ⎧ 细胞体积的变化 ⎰ 萎缩 / 肥大
⎨ 细胞数目的变化 ⎰ 萎缩 / 增生
⎩ 细胞类型的变化——化生

一、萎缩

▲概念

萎缩是指发育正常的实质细胞、组织或器官的体积缩小。萎缩包括实质细胞体积缩小，可伴有细胞数量的减少。

▲类型

1. 生理性萎缩

正常人体的某些组织、器官在机体生长发育到一定阶段而自然发生的萎缩。

2. 病理性萎缩

是指病理状态下出现的萎缩。

(1) 全身性萎缩：由于机体摄入蛋白质等营养物质不足或因疾病使营养物质消耗过多而引起，特点是萎缩具有顺序性。

(2) 局部性萎缩：由于某些局部因素影响发生的局部组织萎缩。常见的有：营养不良性、压迫性、神经性、废用性、内分泌性萎缩等。

▲病理变化

1. 肉眼（小而轻）

萎缩器官或组织体积缩小、重量减轻、颜色变深、质地可变硬。

2. 镜下

实质细胞体积缩小或兼有细胞数目减少

间质结缔组织或脂肪组织可增生

萎缩细胞胞质浓缩，胞质中常可见褐色颗粒，称脂褐素

二、肥大

▲概念

细胞、组织和器官的体积增大，称为肥大。

▲**病理变化**

1. **肉眼 (大而重)**

- 体积增大
- 重量增加

2. **镜下**

- 实质细胞体积增大
- 常伴有细胞数量的增多 (肥大与增生并存)

●**分类**

1. **生理性肥大**

- 内分泌性 (激素性) 肥大——如哺乳期乳腺。
- 代偿性肥大——如运动员的骨骼肌。

2. **病理性肥大**

- 代偿性——如高血压病早期心脏轻度肥大
- 失代偿——如高血压病晚期心脏显著肥大

三、增生

▲**概念**

器官或组织的实质细胞数目增多称为增生，常伴细胞体积增大。细胞增生可致组织、器官的体积增大，可分为生理性和病理性增生。增生的组织可为弥漫性或局灶性。

四、化生

▲**概念**

一种分化成熟的细胞因受刺激因素的作用转化为另一种分化成熟细胞的过程称为化生。

▲**分类**

1. 上皮细胞化生

鳞状上皮化生——常见于气管、支气管、子宫颈
肠上皮化生——见于胃黏膜

2. 间叶细胞化生

常见于纤维组织化生为骨或软骨。

▲意义和影响

有利于强化局部抗御有害因子刺激的能力
原组织的本身功能削弱
少数可发生癌变

第二节 细胞和组织的损伤

●原因

缺氧、理化因素、药物因素、生物因素、营养失衡、免疫反应、内分泌因素、遗传变异、衰老、社会-心理-精神因素、医源性因素等。

●发生机制

1. 细胞膜的破坏

多种有害因素均可破坏其结构和功能而导致细胞的损伤。

2. 缺氧的损伤作用

缺氧是引起细胞损伤的最重要的原因之一，其机制如下：

细胞缺氧 → 抑制线粒体氧化磷酸化 → ATP生成减少 → 钠-钾泵、钙泵功能低下 → 蛋白质合成、脂肪代谢障碍

无氧糖解增强 → 细胞酸中毒 → 溶酶体膜破裂 → 损伤核染色质的 DNA 链

3. 活性氧类物质 (AOS) 的损伤作用

AOS 包括超氧自由基 (O_2^-)、羟自由基 (OH·) 和过氧化氢 (H_2O_2)，AOS 因其对脂质、蛋白质和 DNA 的强氧化作用而损伤细胞。

4. 细胞质内高游离钙的损伤作用

缺氧、中毒 → 胞质内游离钙增多 → 磷脂酶和核酸内切酶活性增高 → 磷脂、蛋白质、ATP、DNA 降解 → 细胞损伤

5. 化学性损伤

(1) 影响因素

- 剂量和持续时间
- 吸收、蓄积、代谢或排出的部位
- 代谢速度的个体差异

(2) 损伤途径

- 直接的细胞毒性作用
- 代谢产物对靶细胞的细胞毒性作用
- 诱发免疫性损伤
- 诱发 DNA 损伤

6. 遗传变异

多种有害因子 → 核内 DNA 受损 → 基因突变和染色体畸变 → 细胞遗传变异

- 结构蛋白合成低下
- 核分裂受阻
- 合成异常生长调节蛋白
- 酶合成障碍

一、变性

★概念

变性是指细胞或细胞间质因物质代谢障碍而出现异常物质或正常物质异常增多。

(一) 细胞水肿 (水样变性)

★概念

主要是缺氧、感染和中毒等原因造成细胞质内水分增多、细胞体积增大。好发于肝、心、肾等实质细胞。

●发生机制

病因 → 线粒体受损伤 → ATP生成减少 → 细胞膜 Na^+-K^+ 泵功能障碍 → 胞质内 Na^+、水增多

★病理变化

1. 肉眼

病变器官体积增大、包膜紧张、切面隆起、边缘外翻、颜色苍白而浑浊,曾被称为浑浊肿胀 (大而白)。

2. 光镜

细胞肿胀,轻度时细胞质可见细小红染颗粒 (颗粒变性);重度时胞质淡染、清亮 (气球样变)。

3. 电镜

线粒体、内质网肿胀。

(二) 脂肪变性

★概念

非脂肪细胞胞质内出现明显脂滴。起因于营养障碍、感染、中毒和缺氧等。多发生于肝细胞、心肌细胞和肾小管上皮细胞。

★病理变化

1. 光镜

细胞肿胀,HE染色见胞质中有大小不等的近圆形空泡 (脂肪滴);冰冻切片中,脂滴被苏丹Ⅲ染成橘红色。

2. 电镜

细胞胞质内出现圆形脂质小体。

★肝脂肪变性

1. 肉眼

肝体积增大、色淡黄、质软,切面油腻感,称为脂肪肝(大、黄、油、软)。

2. 光镜

肝细胞核周见许多圆形小空泡,并可融成大空泡,可将胞核压向一侧,似脂肪细胞。

3. 发生机制

- 脂肪酸进入细胞增多,氧化障碍
- 载脂蛋白减少,进而脂蛋白合成减少,甘油三酯蓄积于肝细胞胞质内
- 甘油三酯合成或进入细胞内过多

4. 结局

- 轻度——不引起肝功能障碍,病因去除后病变可消退
- 重度——肝细胞可坏死,可继发肝硬化

★心肌脂肪变

1. 部位

常累及左心室的内膜下和乳头肌。

2. 肉眼

在严重贫血或长期中等程度的缺氧时,脂肪变的心肌呈黄色条纹,与未脂肪变心肌的暗红色相间,形似虎皮斑纹,称为虎斑心。

(三) 玻璃样变性

★概念

指细胞内、结缔组织或细动脉壁等处在 HE 染色切片中出现均质、红染、半透明的蛋白质蓄积。

▲分类

1. 结缔组织玻璃样变

是胶原老化的表现，灰白色、质硬。

2. 细动脉壁玻璃样变

常见于缓进性高血压和糖尿病，细动脉壁均匀增厚，管腔狭窄。

3. 细胞内玻璃样变

细胞内的异常蛋白质形成均质、红染的近圆形小体。

（四）黏液样变性

★概念

间质内出现黏多糖和蛋白质（类黏液）的蓄积。常见于间叶组织肿瘤、风湿病、动脉粥样硬化、营养不良、甲状腺功能低下等。

▲光镜

间质疏松，有星芒状纤维细胞散在于灰蓝色黏液样基质中。

（五）病理性钙化

★概念

在骨和牙齿以外的组织内有固体性钙盐沉积称为病理性钙化。沉积的钙盐主要是磷酸钙和碳酸钙。

★病理变化

1. 肉眼

灰白色颗粒状或团块状坚硬质块，触之有砂粒感或硬石感。

2. 光镜

在 HE 染色时，钙盐呈蓝色颗粒状、片块状。

▲类型

1. 营养不良性钙化

钙磷代谢正常情况下继发于局部变性、坏死组织或其他异物内的钙化。

2. 转移性钙化

由于钙磷代谢障碍（高血钙和高血磷）所致正常肾小管、肺泡壁、胃黏膜等处的多发性钙化。

二、细胞死亡

★概念

细胞因遭受严重损伤，呈现代谢停止、结构破坏和功能丧失等不可逆性变化，此即细胞死亡。包括坏死和凋亡。

★坏死

是活体内局部组织、细胞的死亡，死亡细胞的质膜（细胞膜、细胞器膜）崩解、结构自溶，并引发急性炎症。

1. 基本病变 细胞核的变化是坏死的标志性改变。

$$
\left\{
\begin{array}{l}
核的变化 \left\{
\begin{array}{l}
核固缩\\
核碎裂\\
核溶解
\end{array}
\right.\\
胞质红染、胞膜破裂、细胞解体\\
间质崩解、液化、基质解聚
\end{array}
\right.
$$

最后形成一片模糊的无结构的颗粒状红染物质。

2. 类型

（1）凝固性坏死

$$
\left\{
\begin{array}{l}
部位——多见于脾、肾和心等器官的缺血性坏死\\
肉眼——坏死灶灰白或黄白色，质地较硬，周围可形成\\
\qquad 一暗红色充血出血带与健康组织分界\\
光镜——坏死区细胞结构消失，但细胞的外形和组织轮\\
\qquad 廓仍可保存一段时期
\end{array}
\right.
$$

（2）液化性坏死

部位——常发生于含脂质和水分多的脑组织，又称脑软化
肉眼——呈半流体状
光镜——细胞坏死，组织结构消失，伴有炎细胞浸润

(3)干酪样坏死 (见于结核病)

肉眼——呈微黄，质松软，细腻，状似奶酪而得名
光镜——原有的组织结构消失，为红染无定形、颗粒状物

(4) 坏疽：指继发腐败菌感染的大块组织坏死，以致坏死组织呈黑褐色。

干性坏疽——多发生于肢体
　　特点为干燥、固缩、色黑、分界清
湿性坏疽——多发生在与外界相通的内脏
　　特点为湿润、肿胀、色污黑、分界不清、恶臭
气性坏疽——特殊类型的湿性坏疽，多见于战伤感染
　　特点为蜂窝状、极度肿胀、棕黑色、有奇臭、按
　　之有捻发音

(5)纤维素样坏死：指坏死组织呈细丝、颗粒状无结构的红染物质，形似纤维素。多见于超敏反应性疾病，发生于结缔组织和小血管壁。

(6) 脂肪坏死

部位——常发生于急性胰腺炎时胰周围组织及外伤的乳房
光镜——细胞轮廓模糊，大量巨噬细胞和多核异物巨细胞

3. 结局

溶解吸收——由坏死周围白细胞释放酶溶解并被淋巴管
　　或血管吸收
分离排出——坏死周围溶解，与正常组织分离并可排出
机化——由肉芽组织长入替代，最后形成瘢痕
包裹、钙化——由肉芽组织包裹，坏死物可产生营养
　　不良性钙化

4. 后果 与下列因素有关：

坏死细胞的生理重要性——如心肌、脑组织的坏死后果严重

坏死细胞的数量——广泛性坏死后果严重

坏死细胞所在器官的再生能力——如肝细胞易于再生，坏死后容易修复

发生坏死器官的贮备代偿能力——如肾、肺为成对器官，贮备能力强

坏死组织的继发变化——继发感染、穿孔、出血，则后果严重

● 凋亡

指活体内单个细胞或小团细胞的死亡，是由体内外因素触发细胞内预存的死亡程序而导致的细胞主动性死亡方式。凋亡的发生与基因有关，故又称为程序性细胞死亡。

1. 细胞凋亡的过程

四个阶段
凋亡信号转导
凋亡基因激活
细胞凋亡的执行
凋亡细胞的清除

2. 细胞凋亡的生化改变

DNA 的片段化——DNA 链被激活的核酸内切酶切割，形成片段，在琼脂糖凝胶电泳中呈特征性的梯状条带

蛋白质的降解——凋亡蛋白酶导致细胞解体并形成凋亡小体

3. 凋亡与疾病

凋亡失调 (凋亡不足或凋亡过度) 是许多重要疾病发生发展的机制之一。

细胞凋亡不足——肿瘤、自身免疫性疾病

细胞凋亡过度——心血管疾病、阿尔茨海默病、帕金森病、艾滋病

细胞凋亡不足和过度并存——动脉粥样硬化

> 内皮细胞凋亡过度
>
> 平滑肌细胞凋亡不足

第三节　损伤的修复

▲概述

组织缺损后，由邻近健康组织的细胞分裂、增生进行修补恢复的过程，称为修复。参与修复的细胞分裂增殖的现象称为再生。

修复过程可概括为两种不同的形式：

完全再生——由损伤周围的同种细胞来修复，并完全恢复原组织的结构及功能

不完全再生——由纤维结缔组织来修复取代，称为纤维性修复，以后形成瘢痕

一、再生

▲类型

1. 生理性再生

指正常情况下有些细胞、组织不断老化、消耗，并由同种细胞新生补充，以保持原有的结构和功能。

2. 病理性再生

指病理状态下，细胞、组织缺损后发生的再生。

▲组织细胞的再生能力

1. 不稳定细胞

再生能力强，如表皮、黏膜上皮、淋巴及造血组织、间皮细胞。

2. 稳定细胞

受损伤或某种刺激时，再生能力较强，如肝、胰、涎腺、内分泌腺、汗腺、皮脂腺和肾小管上皮的细胞及原始的间叶细胞。

3. 永久性细胞

$\begin{cases} \text{神经细胞——缺乏再生能力} \\ \text{骨骼肌及心肌细胞——虽有微弱的再生能力，但均为瘢痕修复} \end{cases}$

●各种组织的再生过程

1. 上皮组织的再生

（1）被覆上皮再生：如鳞状上皮缺损时，由创缘或底部的基底层细胞分裂增生，先形成单层上皮，然后增生分化为鳞状上皮。

（2）腺上皮再生：如腺体的基膜未被破坏，可由残存细胞分裂补充而完全恢复；如腺体的基膜被完全破坏，则难以再生恢复。

2. 纤维组织的再生

在损伤的刺激下，受损处的成纤维细胞可进行分裂、增生，合成并分泌前胶原蛋白，在细胞周围形成胶原纤维，细胞则逐渐成熟，胞质变少、核变深，并变为长梭形，成为纤维细胞。

纤维细胞　　　　　　　　损伤刺激　　　　　　　　产生胶原纤维，

未分化间叶细胞　　　　　　　　　→成纤维细胞　　　　转变为纤维细胞

3. 血管的再生

（1）毛细血管的再生：受损伤处内皮细胞分裂增生形成突起的幼芽，随后出现管腔，形成新生的毛细血管，进而彼此吻合构成毛细血管网。部分改建为小动脉、小静脉。

（2）大血管的修复：大血管离断后需手术吻合，吻合处两侧内皮细胞分裂增生，互相连接，但离断的肌层由结缔组织增生连接。

4. 神经组织的再生

（1）脑及脊髓内的神经细胞破坏后不能再生，由神经胶质细胞及其纤维修补形成胶质瘢痕。

（2）外周神经受损时，如果与其相连的神经细胞仍然存活，则可完全再生。若断离的两端相隔太远，或有瘢痕，或其他异物阻隔，或失去远端，再生轴突均不能到达远端，而与增生的结缔组织混杂在一起，成为创伤性神经瘤，可发生顽固性疼痛。

● **损伤细胞再生与分化的分子机制**

1. 与再生有关的生长因子

（1）血小板源性生长因子（PDGF）：能引起成纤维细胞、平滑肌细胞和单核细胞的增生和游走，并能促进神经胶质细胞增生。

（2）成纤维细胞生长因子（FGF）：能使内皮细胞分裂，并产生蛋白溶解酶溶解基膜，便于内皮细胞穿越生芽。

（3）表皮生长因子（EGF）：对上皮细胞、成纤维细胞、胶质细胞及平滑肌细胞都有促进增殖的作用。

（4）转化生长因子（TGF）：TGF-α 与 EGF 有相同作用。

TGF-β对成纤维细胞和平滑肌细胞增生有一定的作用，促进纤维化发生。

(5) 血管内皮生长因子（VEGF）：对肿瘤血管的形成有促进作用，也可促进创伤愈合及慢性炎症时的血管增生。

(6) 细胞因子（cytokines）：如白介素-1和肿瘤坏死因子（TNF）能刺激成纤维细胞的增殖及胶原合成，TNF还能刺激血管再生。

2. 抑素与接触抑制

(1) 抑素具有组织特异性，似乎任何组织都可以产生一种抑素抑制本身的增殖。

(2) 受损部位增生细胞相互接触或受损脏器恢复到原有大小时，细胞停止生长，这种现象称为接触抑制。

3. 细胞外基质

细胞外基质（ECM）的主要作用是把细胞连接在一起，以支撑和维持组织的生理功能和结构。组成ECM的主要成分有：

(1) 胶原蛋白：除作为组织和器官的主要支架外，对细胞的生长、分化、细胞黏附及迁移都有明显的影响，它还能启动外源性凝血系统，参与凝血过程。

(2) 蛋白多糖：它能把多种细胞黏合在一起形成组织或器官；并参与体内的凝胶和溶胶体系，对物质交换、渗透压平衡等起重要作用。

(3) 黏附性糖蛋白：包括纤维黏连蛋白（FN）、层黏蛋白（LN）等。LN对细胞的黏附、移行和增殖均有影响。FN可与ECM中各类成分结合并介导细胞间黏附；还可促进细胞铺展。FN浓度越高，细胞增殖越快。

二、肉芽组织

★概念

指由新生的毛细血管及成纤维细胞构成的幼稚结缔组织。因肉眼观为鲜红色，颗粒状，柔软湿润，形似鲜嫩的肉芽而得名。

★肉芽组织的结构

- 大量新生的毛细血管，向着创面垂直生长，并形成袢状弯曲的毛细血管网
- 毛细血管之间有许多成纤维细胞
- 大量渗出液及炎细胞。炎细胞有巨噬细胞、中性粒细胞及淋巴细胞

★肉芽组织的作用及结局

1. 作用

- 抗感染，保护创面
- 填补创口及其他组织缺损
- 机化或包裹坏死组织、血栓、炎性渗出物及其他异物

2. 结局：形成瘢痕

★瘢痕组织

瘢痕指肉芽组织成熟、老化形成的纤维结缔组织。

三少一增多
- 间质水分逐渐吸收减少
- 炎性细胞减少→消失
- 血管减少或改建
- 胶原纤维增多→结缔组织→瘢痕组织

▲病理变化

1. 肉眼

颜色苍白或灰白，半透明，质硬韧，缺乏弹性，并呈收缩状态。

2. 光镜

由大量平行或交错分布的胶原纤维束组成，常呈均质红染的玻璃样变性；纤维细胞稀少，核细长而深染，毛细血管少。

▲对机体的影响

1. 比肉芽组织的抗拉力强，可使损伤后修复的组织器官保持其坚固性。

2. 瘢痕收缩和粘连可影响器官的功能。

3. 器官内广泛纤维化及玻璃样变，可导致器官硬化。

4. 瘢痕组织增生过度，形成肥大性瘢痕，可突出于皮肤表面，称为瘢痕疙瘩。

三、创伤愈合

●概念

创伤愈合是指机体遭受外力作用，使组织出现缺损后的修复过程，包括各种组织的再生和肉芽组织增生、瘢痕形成的各种过程。

●分类

1. 皮肤创伤愈合

(1) 创伤愈合的基本过程

- 伤口早期的炎症渗出
- 伤口收缩
- 肉芽组织增生和瘢痕形成
- 表皮及其他组织再生

（2）创伤愈合的类型（根据损伤程度及有无感染）

一期愈合——见于组织缺损少、创缘整齐、无感染、经黏合或缝合后创面对合严密的伤口。愈合时间短，瘢痕小，呈线状

二期愈合——见于组织缺损较大、创缘不整、哆开、无法整齐对合，或伴有感染的伤口。愈合时间长，形成的瘢痕大

2. 骨折愈合

骨的再生能力很强，骨折愈合的基础是骨内膜或骨外膜细胞的再生。骨折愈合的好坏、所需时间的长短与骨折的部位和性质、错位的程度、年龄以及引起骨折的原因等因素有关。骨折愈合过程如下：

（1）血肿形成期：在骨折的断端大量出血，形成血肿，数小时后血肿凝固将断端暂时连接起来。

（2）纤维性骨痂形成期：骨折后的 2~3 天，血肿由肉芽组织取代机化，继而发生纤维化。

（3）骨性骨痂形成期：骨母细胞出现，并形成类骨组织，钙盐沉积。

（4）骨痂改建或再塑期：是在破骨细胞吸收骨质及骨母细胞形成新骨质的协调作用下完成的。

●影响创伤愈合的因素

1. 全身因素

┌ 年龄——青少年的组织再生能力强，愈合快。老年人组
│　　　　　织再生力差，愈合慢
┤ 营养——严重的蛋白质和维生素 C 缺乏时，肉芽组织及
│　　　　　胶原形成不良，使伤口愈合延缓
└ 激素及药物——如肾上腺皮质激素、药物青霉胺可使伤
　　　　　　　　　口愈合延迟及抗张力强度减弱，影响伤
　　　　　　　　　口愈合

2. 局部因素

┌ 感染与异物——感染引起组织坏死，伤口张力增加，伤
│　　　　　　　　口裂开；坏死组织及其他异物等均加重
│　　　　　　　　局部组织损伤，妨碍创伤愈合
┤ 局部血液循环——局部血供不良时，则该处伤口愈合迟缓
└ 神经支配——神经受损致使局部组织失去正常神经冲动
　　　　　　　　的刺激，也使局部血液供应发生变化，影
　　　　　　　　响再生的修复

☞ 难 点 提 示

**1. 萎缩器官为何会变小、变硬、颜色变深？萎缩
器官为何会发生假性肥大？**

变小是因为萎缩器官实质细胞数量减少、体积变小；变硬是
因为间质结缔组织增生；颜色加深是因为脂褐素沉积。当器官萎
缩时,间质结缔组织、脂肪组织增生，此器官可比正常稍增大，称
为假性肥大。

2. 几种变性的区别 （表 1–1）

表 1–1　　　　　　　　　几种变性的区别

变性类型	部位	异常物质
细胞水肿	细胞内	水分
脂肪变性	细胞内	脂肪
玻璃样变性	细胞内、间质、小血管壁	蛋白质
黏液样变性	间质	黏多糖和蛋白质（类黏液）
病理性钙化	骨以外组织	钙盐

3. 肉芽组织与瘢痕组织的关系

肉芽组织形成后，细胞间液逐渐减少，成纤维细胞产生大量胶原纤维，逐渐转变为纤维细胞，最后胶原纤维可发生玻璃样变，毛细血管逐渐闭合，炎细胞逐渐减少，肉芽组织转变成瘢痕组织。

第二章

局部血液循环障碍

★ 掌握淤血、血栓形成、栓塞、梗死的概念、病变特点及后果

▲ 熟悉动脉性充血、出血的概念及病变特点

☞ 重点提示

概　述

1. 全身性

是整个心血管系统功能失调 (如心功能不全、休克) 的结果。

2. 局部性

指某个器官或局部组织的循环异常。包括：

- 局部血管内血量的异常——充血或缺血
- 局部血管内容物异常——血栓形成、栓塞，并可引起梗死
- 血管壁通透性和完整性的异常——出血、水肿

第一节　充　血

▲概念

局部器官或组织的血管扩张，血管内血液含量增多称为充血。充血可分为动脉性充血和静脉性充血 (淤血) 两类 (表 2-1)。

★重要脏器的淤血

1. **慢性肺淤血**　多见于左心衰竭。

(1) 肉眼：肺脏体积增大，重量增加，暗红色，质地变实，切开有淡红色或暗红色泡沫样液体流出。

(2) 镜下：肺小静脉及肺泡壁毛细血管高度扩张淤血，肺泡腔内有水肿液、心衰细胞[*]、少量红细胞。

长期淤血时，肺质地变硬；由于含铁血黄素的沉积，使肺组织呈棕褐色。

表 2-1　　　　　　　动脉性充血与静脉性充血的比较

	动脉性充血	静脉性充血
概念	因动脉血流入过多而致该组织或器官的血管内血量增多（主动性充血）	静脉回流受阻，血液淤积于静脉及毛细血管内，使局部组织或器官含血量增多（被动性充血）
原因	炎症、侧支性及减压后充血	静脉受压、静脉腔狭窄或阻塞、心力衰竭等
病变	局部组织器官轻度肿胀，颜色鲜红，温度增加，代谢旺盛，血流加速(大、红、热)	局部组织器官体积增大，重量增加，颜色暗红，温度降低，代谢低下，血流缓慢（大、紫、冷）
后果	时间较短，一般不引起不良后果	长时间可引起淤血性水肿、出血、实质细胞萎缩、变性、坏死，间质纤维组织增生

*心衰细胞：肺淤血时，肺泡腔内巨噬细胞吞噬红细胞，将血红蛋白分解成棕黄色颗粒状的含铁血黄素，这种吞噬含铁血黄素的巨噬细胞称为心衰细胞。

2. 慢性肝淤血　最常发生于右心衰竭或全心衰竭时。

（1）肉眼：肝脏体积增大，重量增加，被膜紧张，质地较实；表面及切面可见红（淤血区）、黄（脂肪变性区）相间的条纹状结构，称为"槟榔肝"。

（2）镜下：肝小叶中央静脉及其附近的肝窦高度扩张充血；淤血区的肝细胞萎缩、变性、坏死，甚至消失；小叶周边区肝细胞发生脂肪变性。

长期慢性肝淤血使肝脏质地变硬，形成淤血性肝硬化。

第二节 出 血

▲概念

血液从心与血管腔内溢出称为出血。血液流至体外者称为外出血；血液流出而聚积于组织间隙或体腔内时称为内出血。

瘀点——皮肤黏膜的小点状出血灶

瘀斑——皮肤黏膜直径 1cm 以上的较大斑片状出血

血肿——组织内局限性大出血

积血——血液聚积于体腔内

鼻衄——鼻黏膜出血

咯血——呼吸道出血经口咳出

呕血——消化道出血经口呕出

便血——血液自肛门排出

尿血——泌尿道出血随尿排出

血崩——子宫大出血

▲原因和类型

1. 破裂性出血

由于心脏或血管壁破裂所致的出血，称为破裂性出血。

$$原因 \begin{cases} 血管壁的机械性损伤 \\ 侵蚀性病变破坏血管壁 \\ 心血管壁本身的病变 \end{cases}$$

2. 漏出性出血

由于毛细血管壁通透性增高，血液自血管壁漏出至血管外。

原因 $\left\{ \begin{array}{l} \text{血管壁损害} \\ \text{血小板减少和功能障碍} \\ \text{凝血因子缺乏} \end{array} \right.$

第三节 血栓形成

★概念

活体的心血管内，血液有形成分形成固体质块的过程称为血栓形成，所形成的固体质块称为血栓。

▲血栓形成的条件及机制

1. 心血管内膜的损伤

(1) 内皮细 $\left\{ \begin{array}{l} \text{胶原暴露} \rightarrow \text{激活血小板和ⅫⅡ} \rightarrow \text{启动内凝过程} \\ \text{胞损伤} \end{array} \right.$

胞损伤 $\rightarrow$ 释放组织因子 $\rightarrow$ 激活Ⅶ $\rightarrow$ 启动外凝血途径

(2) 活化血小板 $\xrightarrow{\text{vWF}}$ 黏附反应 $\longrightarrow$ 释放反应 $\xrightarrow{\text{ADP、TXA}_2}$

黏集反应 $\longrightarrow$ 血小板融合成团块

2. 血流缓慢或涡流形成

(1) 血小板得以进入边流，增加了与血管内皮接触和黏附的机会。

(2) 被激活的凝血因子不易冲走或稀释而浓度增高，易在局部聚集。

(3) 可造成内皮细胞缺氧和损伤，促进血栓形成。

3. 血液凝固性增高

(1) 在严重创伤、手术后或产后，血液中补充了大量幼稚的新生血小板，其黏滞性高，易发生黏集；其他凝血因子含量也增多。

(2) 大面积烧伤时，血浆丧失、血液浓缩、黏稠度增加。

（3）异型输血时，因红细胞和血小板破坏，释放出大量血小板因子和凝血因子，易形成血栓。

（4）某些癌症及胎盘早期剥离者，因释放出大量组织因子，激活外源性凝血系统。

（5）妊娠、高脂血症、抗纤溶药物不适当应用等，血小板增多或黏性增高及纤溶系统活性降低而诱发血栓形成。

★血栓形成的过程和形态

1. *血栓形成的基本过程*

血小板黏集

血液凝固

2. *血栓类型*

白色血栓（血栓头部）——血小板为主

混合血栓（血栓体部）——血小板小梁、红细胞、白细胞、纤维蛋白

红色血栓（血栓尾部）——红细胞为主

透明血栓（微血栓）——纤维蛋白为主

★血栓的结局

溶解、吸收——由于纤溶酶等作用使血栓软化并可吸收

软化、脱落——大的血栓部分软化后可脱落

机化*、再通*——由肉芽组织长入替代血栓并可部分恢复血流

钙化——陈旧的血栓由钙盐沉积成静脉石或动脉石

*机化：由新生的肉芽组织向血栓内生长，并逐渐取代血栓的过程，称为血栓机化。

*再通：已经阻塞的血管重新恢复血流的过程，称为再通。

★血栓对机体的影响

1.防御意义

{ 止血作用
{ 在炎症灶处防止细菌及其毒素的蔓延扩散

2.不利影响

（1）堵塞血管

①动脉 { 不全阻塞——可引起局部组织缺血而萎缩
{ 完全阻塞——可引起局部组织缺血性坏死

②静脉——引起局部组织淤血、水肿、出血甚至坏死

（2）脱落引起栓塞

（3）导致心瓣膜病（风湿病二尖瓣上血栓）

（4）继发性出血（DIC）

第四节　栓　塞

★概念

在循环血液中出现不溶于血液的异常物质，随血液运行而阻塞血管腔的现象，称为栓塞。阻塞血管的异常物质称为栓子。

●栓子的种类

固体性 { 血栓栓子（最常见)
{ 瘤细胞团
{ 细菌菌团
{ 寄生虫卵或虫体

液体性 { 脂肪滴
{ 羊水

气体性 { 空气
{ 氮气

★栓子的运行途径

一般与血流方向一致，最终阻塞在口径与其相当的血管造成栓塞。

1. 来自右心及体静脉系统的栓子使肺动脉主干或其分支栓塞。

2. 来自左心、动脉系统的栓子使器官的小动脉栓塞。

3. 来自门静脉系统的栓子使肝内门静脉分支栓塞。

4. 交叉性栓塞：有房、室间隔缺损或动静脉瘘的患者，栓子可通过缺损处由压力高的一侧进入压力低的一侧。

5. 逆行性栓塞：主要见于下腔静脉内血栓，在胸、腹腔内压突然升高时，可逆向运行到下腔静脉所属的分支。

▲栓塞的类型及影响

1. 血栓栓塞 (90%)

(1) 肺动脉栓塞

①小栓子栓塞
肺动脉小分支 { ──→ 无严重后果
肺已有严重淤血 ──→ 肺出血性梗死

②多数小栓子或栓子巨大 → 呼吸循环衰竭而猝死

(2) 动脉系统栓塞——心、脑、肾、脾为常见，易造成梗死

2. 脂肪栓塞

(1) 概念：指循环血流中出现脂肪滴并阻塞血管的现象。

(2) 原因：常见于长骨粉碎性骨折或严重脂肪组织挫伤使脂肪滴进入血流。

(3) 影响

①当进入肺循环内的脂滴量多、直径大，则栓塞于肺小动脉和毛细血管，引起肺水肿、出血及肺不张，可死于窒息或急性右心衰竭。

②直径小于 $20\mu m$ 的脂滴可通过肺泡壁毛细血管，经肺静

脉和左心，引起全身多器官的栓塞。

3. 气体栓塞

概念：大量气体迅速进入血液循环或原来溶于血液内的气体迅速游离成气泡而阻塞心血管腔的现象。

（1）空气栓塞：多由于静脉损伤、破裂，空气通过损伤的静脉入血所致。若大量空气进入静脉到右心，可迅速死亡。

（2）氮气栓塞：指体外大气压力骤然降低时，原来溶解于血中的气体（主要为氮气）迅速游离成无数小气泡而引起的气体栓塞，又称为减压病。

4. 羊水栓塞

产科少见的严重并发症。多见于分娩过程中产科意外，羊水压入破裂的子宫壁静脉窦内而造成。光镜下可见肺小动脉和毛细血管内有羊水成分，以及纤维素性血栓。

5. 其他类型栓塞

（1）瘤细胞栓塞：恶性肿瘤细胞团，可在栓塞部位形成转移瘤。

（2）细菌栓塞：可造成病原体播散及多数脓肿形成。

（3）寄生虫栓塞：寄生虫及其虫卵栓塞可引起局部缺血和疾病的蔓延播散。

第五节 梗 死

★概念

局部器官或组织因血流迅速阻断而引起的缺血性坏死称为梗死。其形成过程称为梗死形成。

★**梗死的原因和条件**

1. 原因

- 血栓形成和栓塞——是梗死最常见的原因
- 血管受压闭塞——肿瘤压迫局部血管,肠扭转、肠套叠等使肠系膜动脉、静脉受压
- 动脉持续性痉挛——在动脉粥样硬化伴血管腔狭窄时,再发生血管强烈而持续痉挛可导致血管闭塞,血流中断引起梗死

2. 条件

- 供血血管的类型
- 血流阻断发生的速度
- 组织对缺氧的耐受性
- 血液的含氧量

★**类型及病理变化**

1. 贫血性梗死(白色梗死)

(1)部位:多发生于组织结构致密、侧支循环不丰富的实质器官,如脾、肾、心。

(2)形态:梗死灶因缺血而呈灰白色。

- 脾、肾的梗死灶呈锥体形,切面呈楔形
- 心肌梗死灶常呈不规则的地图状
- 梗死灶周围见暗红色充血出血带,梗死组织为凝固性坏死

2. 出血性梗死(红色梗死)

(1)部位:常发生于组织疏松和具有双重血液循环的器官,如肺、肠。

(2)形态:梗死灶有明显的弥漫性出血而呈暗红色。

- 肺出血性梗死——多发于肺下叶,呈锥体形
- 小肠出血性梗死——呈节段性

$$(3)\ 机制\begin{cases}严重淤血\\双重血液循环\\组织疏松\end{cases}$$

★**影响和结局**

取决于梗死发生的器官，梗死灶的大小、部位及有无细菌感染等因素。

☞　难 点 提 示

1. 血栓形成、栓塞、梗死、凝固性坏死的相互关系

（1）血栓阻塞血管可造成梗死。血栓脱落可形成栓子，栓子又可阻塞血管，引起栓塞。

（2）造成栓塞的栓子类型很多，但90%是脱落的血栓栓子。

（3）引起血管阻塞的原因有血栓形成和栓塞、血管受压闭塞、动脉痉挛。如果血管阻塞又不能建立有效的侧支循环，就可造成梗死。

（4）凝固性坏死是坏死的一个类型，因坏死区蛋白质变性而呈凝固状，灰白色，质较硬，多见于心、肾、脾的梗死。

2. 血栓的形态

（1）在静脉内可形成典型的有头、体、尾的血栓；血栓尾最易脱落成栓子。

（2）在心瓣膜上与动脉内一般仅形成白色血栓，白色血栓黏着牢固，不易脱落。

（3）闭塞性血栓：使血管腔完全阻塞的血栓。

（4）附壁血栓：血管腔没完全阻塞，亦可发生在心肌梗死部位的心腔内及动脉瘤处。

（5）层状血栓：一般指血栓体部。

（6）球形血栓：常发生在二尖瓣狭窄时的左心房内，多为混合血栓。

3. 为何常见肺动脉栓塞？

因阻塞肺动脉的栓子90%是脱落的血栓，而血栓多见于静脉，尤其是下肢深静脉，当其脱落后随血流到达右心，然后到达肺动脉引起栓塞。

第三章

炎 症

★掌握炎症的概念、炎症局部基本病理变化和各类炎症的概念及病变特点

▲熟悉炎症的原因、炎细胞及其作用、炎症介质、炎症的局部表现及全身反应、炎症的经过与结局

重 点 提 示

第一节 概　述

★概念

炎症是具有血管系统的活体组织对损伤因子所发生的以防御为主的反应。其基本病理变化为局部组织的变质、渗出和增生。临床上局部表现为红、肿、热、痛及功能障碍，并有发热、白细胞增多等全身反应。

▲炎症的原因

任何能引起组织和细胞损伤的因素，都可成为炎症的原因，主要有：

1. 生物性因子

包括各种病原微生物，是最常见的炎症原因。

2. 理化因子

(1)化学性因子

$\left\{\begin{array}{l}\text{外源性——强酸、强碱、各种毒气、生物性毒物}\\\text{内源性——蓄积于体内的代谢产物如尿酸、尿素，以}\\\qquad\qquad\text{及组织坏死后的崩解产物等}\end{array}\right.$

(2)物理性因子——高温、低温、放射线、机械性损伤等

3. 异常免疫反应

不适当或过度的免疫反应，造成组织损伤，形成炎症。

第二节 炎症的局部基本病理变化

一、变质

★概念

指炎症局部组织、细胞发生的各种变性和坏死。

1. 形态变化

- 实质细胞常出现细胞水肿、脂肪变性、凝固性坏死、液化性坏死以及细胞凋亡等
- 间质可表现为黏液样变性、纤维素样坏死等

2. 代谢变化

- 局部酸中毒
- 局部渗透压升高

二、渗出

★概念

是指炎症局部组织血管内的液体、蛋白质和各种白细胞,通过血管壁进入组织间隙、体腔、黏膜表面或体表的过程。渗出的成分称为渗出物或渗出液。渗出液聚积于组织间隙可形成炎性水肿,积聚到浆膜腔则形成炎性积液。

★血流动力学改变

细动脉出现短暂痉挛

↓

细动脉、毛细血管扩张充血

↓

静脉性充血

↓

液体渗出和白细胞的游出

★液体渗出

1. 血管壁通透性增高的机制

- 内皮细胞收缩
- 内皮细胞的损伤
- 穿胞作用增强
- 新生毛细血管壁的高通透性

2. 渗出液的成分

水、盐类和分子较小的白蛋白，当血管壁损害较重时球蛋白及纤维蛋白原也能渗出。

3. 渗出液在炎症中的作用

(1) 稀释毒素和有害物质，减轻对组织的损伤。

(2) 含有大量抗体、补体及溶菌物质，有利于杀灭病原体。

(3) 纤维蛋白形成网，限制病原微生物的扩散，有利于细胞吞噬、消灭病原体及修复。

(4) 过多液体造成局部压迫和阻塞，过多纤维蛋白可造成粘连。

★渗出液与漏出液的区别 (表 3–1)

表 3-1　　　　　　　　　渗出液与漏出液的区别

	渗出液	漏出液
发生机制	主要为血管壁通透性增高	主要为静脉回流受阻或血浆胶体渗透压降低
蛋白质含量	>30g/L	<30g/L
比重	>1.018	<1.018
细胞数	>0.5×10⁹/L	<0.1×10⁹/L
Rivalta 试验	阳性	阴性
凝固	能自凝	不能自凝
透明度	浑浊	澄清

★白细胞渗出

1. 概念

是指炎症时血液中的各种白细胞通过血管壁游出到血管外的现象。渗出的白细胞称为炎细胞，炎细胞聚集于炎症局部组织间隙内称为炎细胞浸润。

2. 过程

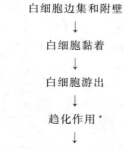

白细胞边集和附壁

↓

白细胞黏着

↓

白细胞游出

↓

趋化作用*

↓

白细胞在炎症灶内的吞噬作用*

3. 特点

(1) 中性粒细胞游走能力最强，游出最早，移动最快，而淋巴细胞最弱。

(2) 急性炎症或炎症早期及化脓性炎症以中性粒细胞游出为主，继而单核细胞游出。

(3) 化脓性感染以中性粒细胞为主，病毒感染以淋巴细胞、浆细胞为主，变态反应及过敏性炎症以嗜酸性粒细胞为主。

*趋化作用：渗出的白细胞向炎症灶定向游走集中的现象。

*趋化因子：是指在炎区存在的对白细胞具有吸引力的化学刺激物。

*吞噬作用：渗出的白细胞吞噬消化病原体、组织崩解碎片及异物的过程。

▲炎细胞及其作用

1. 中性粒细胞 (小吞噬细胞)

具有活跃的运动和吞噬能力，能释放炎症介质及致热原，见于急性炎症和化脓性感染。

2. 巨噬细胞 (大吞噬细胞)

具有较活跃的运动能力和较强的吞噬能力，见于急性炎症的后期、慢性炎症和非化脓性炎症、病毒性感染和原虫感染。

3. 嗜酸性粒细胞

吞噬能力较弱，能吞噬抗原抗体复合物，杀伤寄生虫。见于过敏性炎及寄生虫感染。

4. 淋巴细胞和浆细胞

T细胞参与细胞免疫，B细胞参与体液免疫，常见于慢性炎症，特别多见于结核、梅毒以及病毒、立克次体感染。

5. 嗜碱性粒细胞和肥大细胞

产生多种炎症介质，多见于变态反应性炎。

▲白细胞的吞噬过程

识别和黏着————→ 吞入————→杀伤和降解
　　　　　Fc、C3b受体　　　　吞噬体、吞噬溶酶体　（依赖和不依赖氧）

▲炎症介质

1. 概念

是指炎症过程中产生并参与引起炎症反应的化学活性物质。

2. 主要作用

　　扩张小血管，使血管壁通透性增高
　　白细胞趋化作用
　　发热和致痛
　　组织损伤

三、增生

★概念

致炎因子的长期作用和炎区内的代谢产物可刺激局部组织发生增生。增生常发生在炎症后期和慢性炎症，少数见于急性炎症时。

1. 增生的成分

单核巨噬细胞、成纤维细胞、毛细血管内皮细胞、被覆上皮、腺上皮、实质细胞。

2. 增生的作用

　　有利方面——使炎症局限化和修复损伤的组织
　　不利方面——过度的组织增生可使原有组织遭受破坏
　　　　　　　　（增厚、变硬）

第三节 炎症的类型

▲炎症的分类

1. 根据部位分类

肺炎、肝炎、胃炎等。

2. 根据病因分类

细菌性炎、病毒性炎等。

3. 根据病程分类

{
超急性炎 (暴发性炎) ——数小时至数天
急性炎症——一般不超过 1 个月
慢性炎症——常超过半年
亚急性炎症——常 1~3 个月
}

4. 根据病变性质分类

{
变质性炎
渗出性炎
增生性炎
}

一、变质性炎

★概念

以组织细胞的变性、坏死为主，而渗出和增生性变化比较
轻微的炎症。多见于急性炎症，常发生于心、肝、脑等实质器
官，一般由重症感染、细菌毒素及病毒引起。如：

{
白喉杆菌外毒素→心肌细胞的变性、坏死→心功能障碍
乙型脑炎病毒→脑神经细胞变性、坏死及脑软化灶形
成→中枢神经系统功能障碍
}

二、渗出性炎

★**概念**

以渗出为主，而变质及增生性变化较轻的炎症，最为常见。

★**分类**

根据渗出物成分的不同，主要有以下几种：

1. **浆液性炎**

(1) 特征：浆液渗出为主。

(2) 部位：好发于疏松结缔组织和浆膜、黏膜、皮肤等处。

(3) 原因：高温 (烧伤)、毒蛇咬伤、蚊蜂叮咬及感染等。

(4) 病变特点

$$\begin{cases} 疏松结缔组织 \rightarrow 炎性水肿 \\ 聚集于浆膜腔 \rightarrow 炎性积水 \\ 皮肤 \rightarrow 水疱 \end{cases}$$

2. **纤维素性炎**

(1) 特征：渗出物中有大量纤维素。

(2) 部位：常见于黏膜、浆膜和肺脏。

(3) 原因：内、外源性的毒素或某些细菌感染。

(4) 病变特点

$$\begin{cases} 发生在黏膜 \rightarrow 假膜 (假膜性炎) \\ 发生在心包膜 \rightarrow 绒毛心 \\ 发生在肺 \rightarrow 肺实变 \end{cases}$$

3. **化脓性炎**

(1) 特征：以中性粒细胞渗出为主，并伴不同程度的组织坏死和脓液形成。

（2）原因：化脓菌感染所致，也可由化学物质和机体的坏死组织引起。

（3）病变特点：中性粒细胞变性、坏死，释放出蛋白溶解酶，使坏死组织液化，形成脓液。

（4）类型

$$\left\{\begin{array}{l}\left.\begin{array}{l}蜂窝织炎\\脓肿\end{array}\right\}（表3-3）\\表面化脓和积脓——脓液向黏膜、浆膜表面渗出或积聚\end{array}\right.$$

三、增生性炎

★概念

以增生为主，而变质和渗出性变化都较轻微的炎症。

▲非特异性增生性炎

$$\left\{\begin{array}{l}多呈慢性炎症，亦见于少数急性炎症时\\炎性息肉——黏膜上皮、腺上皮和肉芽组织增生可形成\\\qquad 向外表突出的带蒂肿物\\炎性假瘤——如炎性增生形成一个境界清楚的肿瘤样团\\\qquad 块，则称为炎性假瘤，好发于肺及眼眶\end{array}\right.$$

★特异性增生性炎（肉芽肿性炎）

1. 概念

以巨噬细胞及其演化的细胞增生为主，并形成境界清楚的结节状病灶。

2. 类型

（1）感染性肉芽肿：指由生物病原体感染引起的肉芽肿，在形态学上具有一定的特殊性，具有诊断意义。

（2）异物性肉芽肿：指由外科缝线、粉尘、滑石粉、木刺等异物引起的肉芽肿。

第四节 炎症的临床表现和结局

▲炎症的临床表现

1. 局部表现

(1) 红、热：炎症局部血管扩张、血流加快、代谢增强所致。

(2) 肿：由局部炎症性充血、血液成分渗出引起。慢性炎症多由于组织增生所致。

(3) 疼痛

- 渗出物压迫神经末梢
- 炎症介质等化学物质刺激
- 组织结构致密、神经末梢丰富的部位疼痛显著

(4) 功能障碍：由于实质细胞的变性与坏死、代谢障碍、炎性渗出物的压迫及疼痛等引起。

2. 全身反应

(1) 发热：是由内源性和外源性致热原所致。

(2) 外周血白细胞增多

- 一般急性化脓性炎症以中性粒细胞增多为主
- 慢性肉芽肿性炎以单核细胞增多为主

(3) 单核巨噬系统增生

- 炎症灶中的病原体、组织崩解产物可刺激单核巨噬细胞系统，促使巨噬细胞增生、功能增强
- 临床上表现为肝、脾、淋巴结肿大

▲炎症的结局

1. 痊愈

(1) 完全痊愈：侵入的病原微生物可被消灭，炎症消散，以致完全恢复其正常的结构和功能。

（2）不完全痊愈：病灶周围的肉芽组织增生，可将其机化、包围，并形成瘢痕，以致不能完全恢复原组织器官的正常结构和功能。

2. 迁延为慢性

机体的抗病力低下或治疗不彻底，急性炎症可迁延不愈，转变为慢性炎症。

3. 蔓延扩散

（1）局部蔓延：指炎症灶的病原微生物经组织间隙或器官的自然通道向周围组织和器官扩散。

（2）淋巴道播散：指病原微生物侵入淋巴管内，随淋巴液到达局部淋巴结，引起淋巴管炎和淋巴结炎。

（4）血道播散：指炎症灶的病原微生物侵入血循环或其毒素被吸收入血而引起的播散。

菌血症——指细菌在局部病灶生长繁殖，并经血管或淋巴管入血，血液中可查到细菌，但患者全身症状不明显

毒血症——指大量细菌毒素或毒性代谢产物被吸收进入血液，并引起高热、寒战等全身中毒症状。严重时患者可出现中毒性休克，心、肝、肾的实质细胞可发生变性或坏死

败血症——指细菌入血，并在血中生长繁殖，产生毒素，患者常有寒战、高热、皮肤及黏膜的多发性出血点、脾肿大等明显的中毒症状，严重者神志不清甚至昏迷

脓毒败血症——指化脓菌入血，不仅在血中繁殖，而且随血流播散，并在身体其他部位发生多个继发性脓肿

☞ 难点提示

1. 急性炎症和慢性炎症的区别 (表 3-2)

表 3-2　　　　　　急性炎症和慢性炎症的区别

	急性炎症	慢性炎症
临床表现	起病快，病程短	起病慢或由急性转变来，病程长
血管反应	明显（血管扩张、通透性增加）	不明显
炎细胞浸润	以中性粒细胞为主	慢性炎细胞（巨噬细胞、淋巴细胞、浆细胞）
间质的改变	较轻，以炎性水肿为主	成纤维细胞增生，纤维化

2. 脓肿与蜂窝织炎比较 (表 3-3)

表 3-3　　　　　　脓肿与蜂窝织炎比较

	脓肿	蜂窝织炎
定义	局限性化脓性炎	弥漫性化脓性炎
致病菌	金黄色葡萄球菌	溶血性链球菌
机制	细菌产生血浆凝固酶，能使渗出的纤维蛋白原转变为纤维蛋白，使病变局限	细菌产生透明质酸酶，溶解结缔组织基质；产生链激酶溶解纤维蛋白，使病变弥漫
部位	皮下和内脏	疏松结缔组织如皮下、肌肉和阑尾
病理变化	在局部形成一个圆形或不规则的脓腔，内有大量中性粒细胞和脓液，周围有脓肿膜	病变组织明显肿胀，大量中性粒细胞弥漫浸润，与周围组织无明显分界
转归	小的脓肿可吸收，大的需切开排脓。可形成溃疡、窦道、瘘管	轻者可吸收消散，重者经淋巴道扩散及全身中毒

3. 为何说炎症是以防御为主的病理过程?

炎症的基本病理过程中，渗出和增生是以防御为主的病变。

(1) 白细胞从血管内游出到炎症局部，与病原体或组织碎片接触后就能伸出伪足将其包围并逐渐摄入胞浆中予以杀死和消化，这是人体消灭致病因子的一种重要手段。

(2) 炎症时一定量液体渗出对人体有保护作用：渗出的液体可稀释、吸附、中和毒素和杀菌，渗出的纤维素可包围病灶使之局限化，并能形成支架促进白细胞发挥吞噬作用和便于组织修复。

(3) 炎症时增生的单核巨噬细胞，可吞噬病原微生物，清除坏死碎片，参与免疫反应。增生的成纤维细胞和毛细血管内皮细胞，可形成炎性肉芽组织，便于进行修复，防止炎症扩散等。

(4) 炎症时一定程度的发热能提高白细胞的吞噬功能，促进抗体形成，促进干扰素产生等，有利于机体与有害因素作斗争。

第四章

肿瘤

★ 掌握肿瘤的概念、肿瘤的组织结构、肿瘤的异型性、癌、肉瘤、肿瘤的生长与扩散、肿瘤的命名原则、良性肿瘤与恶性肿瘤的区别、癌前病变、非典型增生、原位癌、恶性上皮组织肿瘤。

▲ 熟悉肿瘤的一般形态、恶性肿瘤的分级和分期、上皮内瘤变、肿瘤对机体的影响、癌与肉瘤的区别、常见上皮性和间叶性肿瘤的病变特点

● 了解常见的淋巴造血组织肿瘤和其它组织肿瘤、肿瘤的病因学和发病学、肿瘤生长的生物学及肿瘤发生的分子生物学基础

☞ 重点提示

第一节 肿瘤的概念

★概念

肿瘤是机体在各种致瘤因素作用下，局部组织的细胞在基因水平上失去对其生长的正常调控，导致克隆性异常增生而形成的新生物，常表现为局部肿块。

★肿瘤性增生与非肿瘤性增生的区别 （表4-3）

第二节 肿瘤的命名和分类

★肿瘤的命名原则

> 表明肿瘤的组织来源
> 表明肿瘤的生物学特性 （良性或恶性）

★常见肿瘤的命名

1. 良性

来源组织名称后加"瘤"字。

2. 恶性

一般所称的"癌症"系泛指所有的恶性肿瘤，其病理学一般分为：

癌——来源于上皮组织的恶性肿瘤，在来源组织名称后
　　　加 "癌" 字

肉瘤——来源于间叶组织的恶性肿瘤，在来源组织名称
　　　　后加 "肉瘤" 二字 (间叶组织包括纤维结缔组
　　　　织、脂肪、肌肉、脉管、骨、软骨组织等)

癌肉瘤——肿瘤中既有癌的成分，又有肉瘤成分

肿瘤命名有时还结合肿瘤的部位和形态特点。

● **少数其他肿瘤的命名**

以 "母细胞瘤" 命名 (来源于幼稚组织，大多数是恶性)

以 "恶性" 为字首命名的肿瘤

以 "病" 或人名命名的肿瘤

以 "瘤" 结尾的恶性肿瘤

以瘤细胞形态命名的肿瘤

以 "瘤病" 命名的多发性良性肿瘤

● **肿瘤的分类**

　　肿瘤的分类通常以它的组织来源为依据，每一类又分为良性和恶性两大类。

第三节　肿瘤的基本特征

▲ 肿瘤的一般形态

1. *肿瘤的形状*

(1) 皮肤、黏膜表面的肿瘤

良性——息肉状、乳头状、蕈伞状、绒毛状、菜花状或
　　　　弥漫肥厚状 (外生性生长)

恶性——息肉状、乳头状、蕈伞状、绒毛状、菜花状或
　　　　弥漫肥厚状，同时向下浸润 (外生性生长伴浸润)

(2) 深部和实质器官的肿瘤

{ 良性——结节状、分叶状或囊状 (膨胀性生长)

恶性——结节状、索状，或蟹足状长入周围组织 (浸润
性生长)

2. 肿瘤的数目和大小

肿瘤多为单个，少数可为多个。肿瘤的大小相差悬殊，生
长在体表或体腔内的肿瘤可长得很大，生长在密闭的狭小腔道
内的肿瘤则一般较小。

3. 肿瘤的颜色

肿瘤常与其起源组织颜色相似，或因其含血量的多少及有
无出血、色素、变性、坏死或感染而呈现不同的颜色。

举例
{
一般肿瘤——灰白或灰红色

脂肪瘤——黄色

血管瘤——红色或暗红色

黑色素瘤——黑褐色

血管丰富的肿瘤——粉红色

伴出血坏死——暗红杂以灰黄
}

4. 肿瘤的硬度

取决于起源组织、实质与间质的比例以及有无变性、坏死。

举例
{
脂肪瘤——质软

纤维瘤——质韧

骨瘤——质硬

实质>间质——质偏软

间质>实质——质偏硬

有变性、坏死——质变软

伴钙化、骨化——质变硬
}

★**肿瘤的组织结构**

1. 肿瘤的实质

即肿瘤细胞，是肿瘤的主要成分，具有特殊性。

2. 肿瘤的间质

由结缔组织和血管组成，无特异性，起支持和营养作用。

★**肿瘤的异型性**

1. 概念

（1）肿瘤组织无论在细胞形态和组织结构上，都与其起源的正常组织有不同程度的差异，这种差异称为异型性。

（2）分化 ┌ 在胚胎学中——指原始幼稚细胞发育为成熟细胞的过程
　　　　　 └ 在肿瘤学中——指肿瘤细胞和组织与其起源的成熟细胞和组织的相似程度

2. 肿瘤组织结构的异型性

是指肿瘤组织在空间排列方式上与其起源的正常组织的差异。

┌ 良性肿瘤异型性——小，仅表现在肿瘤组织细胞排列上
└ 恶性肿瘤异型性——明显，排列紊乱，失去正常的结构与层次

3. 肿瘤细胞的异型性

（1）良性肿瘤细胞的异型性——小，与其起源的正常细胞相似

（2）恶性肿瘤细胞的异型性——大、多、怪、裂

⎧ 瘤细胞的多形性——体积大，大小不一，形态不规则
⎪ 瘤细胞核的多形性——核增大，核浆比例增大，核大
⎪   小、形状不一，出现巨核、双
⎨   核、多核或奇异形核，核染
⎪   色质分布不均，核膜厚，核
⎪   仁肥大且数目多，出现病理
⎪   性核分裂象
⎩ 瘤细胞胞质的改变——核蛋白体多，呈嗜碱性染色

第四节　肿瘤的生长和扩散

★肿瘤的生长

1. 肿瘤的生长速度

肿瘤的生长速度主要取决于肿瘤细胞的分化程度。

（1）良性肿瘤：成熟程度高，生长缓慢（如生长突然加快，要考虑恶变的可能)。

（2）恶性肿瘤：分化程度低，生长迅速，短期内可形成明显肿块，并易发生坏死、出血等继发性变化。

2. 肿瘤的生长方式

（1）膨胀性生长：良性肿瘤的生长方式，像吹气球样逐渐膨大呈结节状生长，推开和挤压周围组织，有完整的包膜，与周围组织分界清楚，可以推动，易于手术摘除，术后不易复发。

（2）浸润性生长：恶性肿瘤的生长方式，呈树根样或蟹足状生长，浸润并破坏周围组织，无包膜，手术不易切除干净，术后易复发。

（3）外生性生长：良性和恶性肿瘤皆可，见于体表、体腔或自然管道表面的肿瘤，常向表面生长形成不同形状突起，恶

性肿瘤同时也向组织深部呈浸润性生长。

★肿瘤的扩散

1. 直接蔓延

恶性肿瘤细胞可沿着组织间隙、淋巴管、血管或神经束衣侵入并破坏邻近正常组织或器官，并继续生长，称为直接蔓延。

2. 转移

恶性肿瘤细胞从原发部位侵入淋巴管、血管或体腔，迁徙到他处继续生长，形成与原发瘤同类型的继发性肿瘤，这个过程称为转移。所形成的肿瘤称为继发瘤或转移瘤。

（1）淋巴道转移：是癌最常见的转移途径

癌细胞→输入淋巴管→局部淋巴结→边缘窦→整个淋巴结→下一站淋巴结→胸导管入血

（2）血道转移：是肉瘤最常见的转移途径，亦见于血管丰富的癌和晚期癌。最常见转移部位是肺和肝脏。转移瘤形态为多个、圆形、界清，位于器官表面的可见癌脐。

$$\begin{cases} 侵入体循环静脉→右心→肺 \\ 侵入肺静脉→左心→全身各器官 \\ 侵入门静脉→肝脏 \end{cases}$$

（3）种植性转移：体腔内器官（多见于腹腔）的恶性肿瘤蔓延至器官表面时，瘤细胞可脱落，并像播种一样种植在体腔内其他器官的表面，形成多数转移瘤，称为种植性转移。浆膜腔内的种植转移常伴有血性腹水。

附：肿瘤转移口诀

癌从淋巴散，先到淋巴结；

肉瘤血道散，常到肺和肝；

腹腔易种植，胃癌最多见；

预防瘤转移，"三早"最关键。

● 肿瘤生长的生物学

1. 典型的恶性肿瘤自然生长史可以分成几个阶段

一个细胞恶性转化→ 转化细胞的克隆性增生→ 局部浸润→ 远处转移

2. 影响肿瘤生长速度的因素

（1）肿瘤生长的动力学：肿瘤细胞倍增时间、生长分数、瘤细胞的生成与丢失。

（2）肿瘤的演进与异质化。

● 恶性肿瘤浸润转移的机制

1. 局部浸润的机制

肿瘤细胞间的黏附性降低；肿瘤细胞与基质附着力增强；肿瘤细胞对基质降解能力增强；癌细胞的移出。

2. 血行播散的机制

进入血管的癌细胞→癌栓→黏附血管内皮细胞→穿过血管基膜→癌细胞移出→新的转移灶

血行转移的器官分布：某些肿瘤转移具有器官的特殊亲和性。

器官的血管内皮细胞上有能与进入血循环的癌细胞表面黏附分子特异性结合的配体；靶器官能释放吸引癌细胞的化学趋化物质；与该器官结构有关；血液流变学改变可能利于转移的发生。

▲ 恶性肿瘤的分级和分期

1. 三级分级法

Ⅰ级——分化好，恶性度较低

Ⅱ级——中分化，中度恶性

Ⅲ级——低分化，恶性度高

2. TNM 分期法

$\begin{cases} T\ (tumor)\ ——代表原发肿瘤，随肿瘤的增大依次用 T_1~ \\ \qquad\qquad T_4\ 表示 \\ N\ (node)\ ——代表局部淋巴结受累情况，N_0 为无淋巴结 \\ \qquad\qquad 转移，随着淋巴结受累及的程度和范围的 \\ \qquad\qquad 加大，依次用 N_1~N_3 表示 \\ M\ (metastasis)\ ——代表血行转移，无血行转移者用 M_0 \\ \qquad\qquad 表示，有血行转移者用 M_1 表示 \end{cases}$

第五节　肿瘤对机体的影响

▲良性肿瘤对机体的影响

$\begin{cases} 局部压迫和阻塞——是良性肿瘤的主要影响 \\ 继发性病变——见于少数良性肿瘤 \\ 激素分泌过多——见于内分泌系统来源的良性肿瘤 \end{cases}$

▲恶性肿瘤对机体的影响

$\begin{cases} 破坏器官结构和功能 \\ 并发症——溃疡、出血、穿孔、发热、感染等 \\ 恶病质——恶性肿瘤晚期患者可发生严重消瘦、乏力、 \\ \qquad\qquad 贫血、全身衰竭、皮肤干枯呈黄褐色 \\ 异位内分泌综合征 * \\ 副肿瘤综合征 * \end{cases}$

第六节 良性肿瘤与恶性肿瘤的区别

★良性肿瘤与恶性肿瘤的区别 (表4-1)

表 4-1　　　　　　良性肿瘤与恶性肿瘤的区别

	良性肿瘤	恶性肿瘤
组织分化程度	分化好，异型性小，与起源组织的形态相似	分化低，异型性大，与起源组织的形态差别大
核分裂象	无或稀少，不见病理性核分裂象	多见，可见病理性核分裂象
生长速度	缓慢	较快
继发变化	一般较少见	常有坏死、出血、溃疡、感染
生长方式	膨胀性或外生性生长	浸润性或外生性生长
转移	不转移	常有转移
复发	手术后很少复发	手术等治疗后易复发
对机体影响	较小，主要为局部压迫或阻塞	严重，除压迫、阻塞外，还可破坏组织，引起坏死、出血、感染、恶病质，最后可引起死亡

附：良性肿瘤与恶性肿瘤区别的口诀

良性肿瘤分化好，生长缓慢影响小；
包膜完整不转移，手术切除复发少。
恶性肿瘤分化差，生长迅速危害大；
浸润生长无界限，复发转移至全身。

第七节 癌前病变、非典型增生、原位癌 及上皮内瘤变

★癌前病变

是指某些具有癌变潜在可能性的良性病变，如长期存在，有少数可能转变为癌。常见的癌前病变有：

- 黏膜白斑
- 乳腺增生性纤维囊性变
- 大肠腺瘤
- 慢性萎缩性胃炎及胃溃疡
- 慢性溃疡性结肠炎
- 皮肤慢性溃疡
- 肝硬化

★非典型增生

指活跃增生的上皮细胞出现一定的异型性，但还不足以诊断为癌。

分度
- 轻度——异型细胞只累及上皮层下部的 1/3，较易恢复
- 中度——异型细胞累及上皮层下部的 2/3 处，可恢复
- 重度——异型细胞累及上皮层 2/3 以上，但尚未达到全层，很难逆转，常转变为癌

★原位癌

指累及上皮或表皮全层的重度非典型增生或癌变，但尚未侵破基膜而向下浸润性生长，称为原位癌。

▲上皮内瘤变

这一术语用于描述上皮从非典型增生到原位癌的连续过

程。轻度、中度非典型增生分别称为上皮内瘤变Ⅰ级、Ⅱ级,两者合称为低级别上皮内瘤变;重度非典型增生和原位癌统称为上皮内瘤变Ⅲ级,又称为高级别上皮内瘤变,如子宫颈上皮内瘤变Ⅰ级、Ⅱ级和Ⅲ级。

第八节　常见肿瘤举例

一、上皮组织肿瘤 (被覆上皮和腺上皮)

▲良性上皮组织肿瘤

1. 乳头状瘤 (被覆上皮发生)

肉眼——呈外生性生长，形成手指样或乳头状突起，外观可似绒毛或菜花样。肿瘤根部常变细成蒂与正常组织相连

光镜——每个乳头表面覆有增生的上皮 (鳞状上皮、柱状上皮、尿路上皮)。轴心为有血管的结缔组织

常见部位——皮肤、鼻、鼻窦、喉、外耳道、膀胱等

2. 腺瘤 (腺上皮发生)

(1)纤维腺瘤：常见于乳腺，单个，结节状，境界清楚，有包膜。除腺体外，尚有纤维结缔组织增生。

(2)囊腺瘤 (卵巢)

浆液性囊腺瘤

黏液性囊腺瘤

(3)多形性腺瘤：常见于腮腺，除腺体外，还可见黏液样基质、软骨样组织等多种成分。

(4)息肉状腺瘤：多见于直肠和结肠，由肠黏膜上皮增生而呈息肉状，有蒂与黏膜相连。如有家族遗传性，易癌变。

★恶性上皮组织肿瘤

恶性上皮组织肿瘤统称为癌，多见于 40 岁以上人群。

1. 肉眼

发生在皮肤、黏膜表面的可呈息肉状、菜花状、蕈伞状，肿瘤表面常有坏死及溃疡形成；发生在实质器官的常为不规则结节状，呈树根样或蟹足状向周围组织浸润，质地较硬，切面常为灰白色，较干燥。

2. 光镜

癌细胞呈巢状或条索状排列，与间质分界清楚。网状纤维染色可见网状纤维位于癌巢周围，而癌细胞间无网状纤维。大多数癌较易发生淋巴道转移，到晚期才发生血道转移。

3. 较常见癌类型

(1)鳞状细胞癌

部位——原有鳞状上皮或化生的鳞状上皮覆盖处

光镜——癌细胞形成巢，并向深层浸润。分化好的鳞癌细胞间可见到细胞间桥，在癌巢中央可见角化珠或癌珠。分化差的鳞癌无角化珠形成，甚至无细胞间桥，癌细胞呈明显的异型性

(2)基底细胞癌

部位——多见于老年人的面部，由基底细胞发生。生长缓慢，表面常形成溃疡，但较少发生转移

光镜——癌巢主要由浓染的基底细胞样癌细胞构成，并可浸润破坏深层组织

(3)尿路上皮癌（移行上皮癌）

部位——膀胱或肾盂等处，可溃破形成溃疡，并可广泛浸润膀胱壁

光镜——癌细胞似移行上皮，呈多层排列，异型性明显

(4)腺癌

- 部位——胃肠道、胆囊、子宫体等器官
- 肉眼——息肉状、结节状、菜花状，常伴有溃疡形成
- 光镜——癌细胞形成大小不等、形态不一、排列不规则的腺样结构，异型性明显
- 类型
  - 管状腺癌、乳头状腺癌、囊腺癌、黏液癌（胶样癌、印戒细胞癌）
  - 低分化腺癌（实体癌）

二、间叶组织肿瘤

▲良性间叶组织肿瘤

1. 纤维瘤

多见于躯干和四肢的皮下。

- 肉眼——为圆形或椭圆形，常有包膜。切面灰白色，质韧，可见编织状条纹
- 光镜——见成束胶原纤维，互相编织状排列，纤维间有细长的纤维细胞

2. 脂肪瘤

最常见的良性肿瘤。多见于四肢和躯干的皮下组织。

- 肉眼——为椭圆或分叶状，有包膜，质软。切面为淡黄色，似正常的脂肪组织
- 光镜——瘤细胞与正常脂肪细胞相似，主要区别是肿瘤有包膜

3. 血管瘤

多见于皮肤。

肉眼——肿瘤无包膜，浸润性生长。呈隆起的鲜红色肿
　　块或暗红色斑
光镜 ┌ 毛细血管瘤——由毛细血管构成
　　├ 海绵状血管瘤——由扩张的窦构成
　　└ 混合性血管瘤——上述两种改变并存

4. 平滑肌瘤

最多见于子宫，其次为胃肠道。

肉眼——为球形或结节状，界清，灰白色，单发或多
　　发。切面常为编织状或漩涡状
光镜——瘤组织由形态较一致的梭形平滑肌细胞构成，
　　瘤细胞排列成束状

▲恶性间叶组织肿瘤

恶性间叶组织肿瘤统称为肉瘤，多见于青少年。

1. 肉眼

肿瘤为结节状或分叶状，生长较快，体积常较大，质软，切面常为灰红色，细腻，湿润似鱼肉状，易发生出血、坏死、囊性变。

2. 光镜

肉瘤细胞大多弥漫分布，不形成细胞巢，实质与间质分界不清，网状纤维染色可见肉瘤细胞间存在网状纤维。肿瘤间质结缔组织少，血管丰富，故常先由血道转移。

3. 常见的肉瘤类型

(1)纤维肉瘤

部位——四肢皮下组织为多见
肉眼——肿瘤呈结节状或不规则，无包膜或有假包膜。
　　切面灰白或灰红色，细腻。可有坏死、出血
光镜——分化好者肉瘤细胞多呈梭形，与纤维瘤有些相

似；分化差的有明显异型性

(2)脂肪肉瘤

部位——多发生于大腿及腹膜后等处的深部软组织

肉眼——可为结节状或分叶状，表面常有假包膜，亦可见黏液样或鱼肉状外观

光镜 ⎰ 分化好的——其结构与脂肪瘤相似
⎱ 分化差的——可见星形、梭形、小圆形或明显异型性和多形性的脂肪母细胞，胞质内可见大小不等的脂滴空泡

(3)平滑肌肉瘤

部位——好发于子宫和胃肠道

肉眼——为结节状肿块，部分有假包膜，切面灰红或灰棕色，鱼肉状或编织状，较大的可有出血、坏死、囊性变

光镜 ⎰ 分化好——与平滑肌瘤不易区别
⎱ 分化差——肉瘤细胞具有明显异型性，核分裂象多见

(4)骨肉瘤

部位——好发于四肢长骨（股骨下端和胫骨上端），起源于骨母细胞

肉眼——切面呈灰白或灰红色鱼肉状，常见有出血、坏死，可形成梭形肿块及病理性骨折

X 线——日光放射状条纹，Codman 三角

光镜——由明显异型性的梭形或多边形肉瘤细胞组成，肉瘤细胞可形成肿瘤性骨样组织或骨组织

三、淋巴造血组织肿瘤

● 恶性淋巴瘤

是原发于淋巴结和结外淋巴组织的恶性肿瘤，是儿童和青年人最常见的恶性肿瘤之一。可分为两大类。

1. 霍奇金淋巴瘤 (80%以上)

部位 ⎱ 常从一个或一组淋巴结开始
　　 ⎰ 最常累及颈部和锁骨上淋巴结，其次为腋下、纵
　　　　 隔、腹膜后等处淋巴结
　　 ⎱ 晚期可累及脾、肝、骨髓

临床表现 ⎰ 局部淋巴结无痛性肿大 (通常是颈部淋巴结)
　　　　 ⎱ 伴发热、贫血、体重下降等

肉眼 ⎰ 受累淋巴结肿大，相互粘连或形成巨大肿块，不易
　　　 推动
　　 ⎱ 切面灰白鱼肉状，可见黄色坏死区

光镜 ⎰ 在以淋巴细胞为主的多种炎细胞 (浆细胞、中性粒
　　　 细胞、嗜碱性粒细胞、嗜酸性粒细胞等) 混合
　　　 浸润的背景上有不等量的肿瘤细胞 (R-S 细胞
　　　 及其变异细胞)
　　 ⎱ 典型的 R-S 细胞 (镜影细胞) 体积大，双核对称
　　　 排列，或多核，核仁大、周围有空晕

类型 ⎰ 经典型霍奇金淋巴瘤 ⎰ 富于淋巴细胞型→预后最好
　　　　　　　　　　　　　 ⎰ 结节硬化型 ⎱
　　　　　　　　　　　　　 ⎰ 混合细胞型 ⎰ →预后次之
　　　　　　　　　　　　　 ⎱ 淋巴细胞削减型→预后最差
　　 ⎱ 结节性淋巴细胞为主型霍奇金淋巴瘤

2. 非霍奇金淋巴瘤

部位 ┌ 2/3 原发于淋巴结，好发于颈部淋巴结
　　 │ 1/3 原发于淋巴结以外的淋巴组织，如消化道、呼吸
　　 │ 　　道等
　　 └ 晚期可侵犯肝脏、脾脏和骨髓

临床表现 ┌ 多样性，常有淋巴结、肝脾肿大
　　　　 └ 伴发热、贫血、出血、感染、体重下降等

肉眼——淋巴结肿大，切面灰白或淡粉红色，鱼肉状，可
　　　 见坏死区

光镜 ┌ 淋巴结结构破坏，为肿瘤细胞所占据
　　 │ 肿瘤细胞排列可弥漫性或结节性
　　 └ B 细胞淋巴瘤是不同转化阶段的 B 淋巴细胞，T 细
　　 　 胞淋巴瘤形态多样

●白血病

白血病是骨髓造血干细胞克隆性增生形成的恶性肿瘤，其主要特征是骨髓中异常的白细胞（白血病细胞）弥漫增生，取代正常骨髓组织，并侵入外周血液和浸润肝、脾、淋巴结等全身组织和器官，造成贫血、出血、感染等。

1. 分类

（1）根据病情急缓和白血病细胞分化程度分为

┌ 急性白血病
└ 慢性白血病

（2）根据异常细胞的来源可分

┌ 淋巴细胞性白血病
│ 单核细胞性白血病
└ 粒细胞性（髓细胞性）白血病

（3）根据外周血白细胞的数量分为

{白细胞增多性白血病
{白细胞不增多性白血病

2. 基本病变

(1)原始的白细胞持续增生和浸润造血器官，正常造血细胞受压和摧毁，同时也浸润破坏正常组织。

(2)骨髓白血病细胞弥漫增生，骨髓呈灰白或灰绿色，病人出现严重贫血、出血和继发感染，是白血病病人的死亡原因。

(3)骨髓腔内压力升高引起骨痛。骨皮质受浸润可发生病理性骨折。

(4)白血病细胞浸润导致全身淋巴结、脾脏、肝脏肿大和结构破坏。

四、其他组织肿瘤

●畸胎瘤

肿瘤来源于有多向分化潜能的生殖细胞，由 2~3 个胚层的多种组织成分混杂组成，故名畸胎瘤。

1. 好发部位

多见于卵巢、睾丸，少数见于躯干中线及两端，多见于青少年。

2. 良性畸胎瘤 (90%~95%)

多为囊性 (皮样囊肿)，囊内有皮脂样物、毛发等，囊壁增厚部位有结节突起。

3. 未成熟性畸胎瘤

肿瘤体积较大，多为实性。内有不成熟的神经组织形成的菊形团或神经管、弥漫的神经上皮、未成熟软骨或胚胎性间叶组织等。

●色素痣和黑色素瘤

1. 皮肤色素痣

来源于表皮基底层的黑色素细胞，为良性错构瘤性畸形的增生性病变，但有的可恶变为黑色素瘤。可分为三种类型：

- 皮内痣——是最常见的一种，痣细胞在真皮内呈巢状或条索状排列
- 交界痣——即痣细胞在表皮和真皮的交界处生长，形成多个细胞巢，此型痣较易恶变
- 混合痣——即同时有交界痣和皮内痣

2. 黑色素瘤 (恶性黑色素瘤)

是一种能产生黑色素的高度恶性肿瘤。大多见于 30 岁以上的成人，多发生于足底部和外阴及肛门周围皮肤，也可发生于黏膜和内脏。通常由交界痣恶变而来。黑痣色素加深，体积增大，周围出现卫星痣，生长加快或破溃、发炎、出血等是恶变的征象。

第九节　肿瘤的病因学和发病学

●概述

1. 病因学

研究引起肿瘤的始动因素。

2. 发病学

研究肿瘤的发病机制与发生条件。

3. 肿瘤的病因

- 外因——一般是指来自环境的致癌因素
- 内因——各种有利于外界致癌因素发挥作用的体内因素

●肿瘤发生的分子生物学基础

1. 原癌基因、癌基因及原癌基因激活

（1）原癌基因、癌基因

原癌基因：是存在于正常细胞内、编码促进细胞生长的基因序列，在正常细胞内以非激活形式存在

癌基因：原癌基因可因多种因素的作用而被激活成为癌基因，引起细胞的转化，使细胞发生肿瘤性增生

（2）原癌基因的激活

结构改变（点突变；染色体重排，即染色体易位和倒转；基因扩增），产生具有异常功能的癌蛋白

基因表达调节改变（过度表达），产生过量的结构正常的生长促进蛋白

2. 肿瘤抑制基因（抑癌基因）

正常细胞内存在一类基因，其产物能抑制细胞生长，此类基因称为肿瘤抑制基因。若这类基因功能失活或缺失，则能促进细胞的肿瘤性转化。目前了解最多的是 Rb 基因和 p53 基因，它们的产物都是以转录调节因子的方式调节核转录和细胞周期的核蛋白。

3. 凋亡调节基因和 DNA 修复调节基因

（1）凋亡调节基因及其产物（如 bcl-2 基因产物）高表达在某些肿瘤的发生上起重要作用。

（2）DNA 修复调节基因：许多致癌物质能引起细胞内 DNA 受损（如碱基损伤、DNA 链断裂、DNA 磷酸化），如 DNA 修复基因突变或缺陷，损伤后不能修复，就可能产生癌变。

4. 端粒、端粒酶和肿瘤

端粒控制细胞复制的次数，端粒缩短使染色体整合，导致

细胞死亡。端粒酶是一种保持细胞染色体末端的端粒结构、维持细胞具有旺盛增殖能力所必需的酶。绝大多数恶性肿瘤细胞都含有一定程度的端粒酶活性，可能使其端粒不会缩短，与肿瘤细胞的永生化有关。

●环境致癌因素

1. 化学致癌因素

(1) 间接作用的化学致癌物

多环芳烃类——如 3,4–苯并芘

芳香胺类与氨基偶氮染料——如乙萘胺、4–氨基联苯、联苯胺等

亚硝胺类——亚硝酸盐与来自食物中的各种二级胺合成亚硝胺

真菌毒素——黄曲霉毒素 B_1 致癌性最强

(2) 直接作用的化学致癌物

烷化剂类——如芥子毒气，工业原料中的硫酸二甲酯等

其他——金属元素如铬、镍、镉、铍及其他化合物等

2. 物理致癌因素

电离辐射——指 X 射线、γ 射线、亚原子微粒等的辐射

紫外线照射——长期过度照射紫外线可引起外露的皮肤发生鳞状细胞癌

其他——慢性炎症、热辐射、创伤和异物可能与促癌有关

3. 生物致癌因素

(1) RNA 病毒 (占 2/3)

急转化病毒——这类病毒含有病毒癌基因

慢转化病毒——这类病毒本身不含癌基因，但有促进基因转录的启动子或增强子

(2) DNA 病毒 (占 1/3)

人类乳头状瘤病毒 (HPV)——主要与子宫颈与肛门生
　　　　　　　　　　　　　殖区的鳞状细胞癌有关

EB 病毒 (EBV)——与 EBV 有关的人类肿瘤有伯基特
　　　　　　　　　淋巴瘤、鼻咽癌等

乙型肝炎病毒 (HBV)——与肝癌的发生有关

(3) 幽门螺杆菌：其引起的慢性胃炎与胃低度恶性 B 细胞淋巴瘤发生有关。

(4) 寄生虫：如埃及血吸虫和日本血吸虫感染分别与膀胱癌、结肠癌的发病有关。

● 肿瘤发生的内因及其作用机制

1. 遗传因素

常染色体显性遗传的肿瘤——如结肠多发性息肉病、神
　　　　　　　　　　　　　经纤维瘤病等

常染色体隐性遗传的遗传综合征——如 Bloom 综合征

肿瘤易感性遗传——反映了遗传变异对环境致癌物的敏
　　　　　　　　　感程度，其物质基础是遗传基因的
　　　　　　　　　差异

2. 免疫因素

(1) 肿瘤抗原

肿瘤特异性抗原——只存在于肿瘤细胞表面而不存在于
　　　　　　　　　正常细胞

肿瘤相关抗原——存在于肿瘤细胞和某些正常细胞

(2) 肿瘤免疫：细胞免疫为主，体液免疫为辅；参加细胞免疫的效应细胞主要有细胞毒性 T 淋巴细胞、自然杀伤细胞和巨噬细胞。

（3）免疫逃逸：肿瘤可破坏宿主的免疫机能，保护肿瘤细胞免受宿主的免疫攻击，使肿瘤继续生长和转移。

3. 其他因素

（1）内分泌因素：如乳腺癌、子宫内膜癌的发生与雌激素水平过高有关。

（2）性别因素：大部分肿瘤均为男性多于女性。

（3）年龄因素

    ⌈ 儿童易患急性白血病、母细胞瘤
    ⎨ 青年人多见骨肉瘤
    ⌊ 40 岁以上的中老年人癌的发病率增高

（4）种族与地理因素

    ⌈ 欧美国家乳腺癌、大肠癌的发病率较高
    ⌊ 我国广东人鼻咽癌较常见

☞ 难 点 提 示

1. 肿瘤的演进与异质化

恶性肿瘤在生长过程中变得越来越富有侵袭性的现象称为肿瘤的演进，包括生长加快、浸润周围组织和远处转移等。这些生物学现象的出现与肿瘤的异质化有关。肿瘤的异质化是指由一个克隆来源的肿瘤细胞在生长过程中形成在侵袭能力、生长速度、对激素的反应、对抗癌药的敏感性等方面有所不同的亚克隆的过程。在肿瘤生长过程中，可能有附加的基因突变，能保留那些适应存活、生长、浸润与转移、逃脱机体免疫监督能力强的亚克隆，由此造成肿瘤的演进。

2. 癌与肉瘤的区别 (表4-2)

表4-2　　　　　　　　癌与肉瘤的区别

	癌	肉瘤
组织来源	上皮组织起源的恶性肿瘤	间叶组织起源的恶性肿瘤
发病率	较常见，约为肉瘤的9倍，多见于40岁以后的成人	较少见，大多见于青少年
肉眼特点	质较硬，色灰白，较干燥	质软，色灰红，湿润，鱼肉状
组织学特点	癌细胞多形成癌巢，实质与间质分界清楚	肉瘤细胞多弥漫分布，实质与间质分界不清，间质内血管丰富，纤维组织少
网状纤维	网状纤维围绕癌巢，癌细胞间多无网状纤维	肉瘤细胞间多有网状纤维
转移	多经淋巴道转移	多经血道转移

3. 肿瘤性增生与非肿瘤性增生的区别 (表4-3)

表4-3　　　　肿瘤性增生与非肿瘤性增生的区别

	肿瘤性增生	非肿瘤性增生
分化	不成熟，具有异常的形态、代谢和功能	成熟，无异常的形态、代谢和功能
生长	旺盛，呈相对无限制生长，与机体不协调	反应性增生，与机体协调
对机体影响	有害无益	多为机体防御和修复反应
病因去除后	仍能生长	停止生长

4. 肿瘤的分化、异型性及其在病理诊断中的意义

(1) 分化在肿瘤学中是指肿瘤细胞和组织与其起源的成熟细胞和组织的相似程度。肿瘤的异型性是指肿瘤的组织结构和细胞形态与其起源组织的差异，这种差异是由于组织细胞的分化程度不同造成的。肿瘤的异型性越大，恶性程度越高。

(2) 异型性大小是判断良恶性肿瘤的重要依据。肿瘤的异型性主要包括两个方面：①组织结构异型性；②细胞的异型性。恶性肿瘤的组织结构和细胞形态常有明显的异型性，这是良恶性肿瘤的主要区别点。由于肿瘤异型性的大小反映了肿瘤的成熟程度，区别这种异型性是诊断肿瘤、确定其良恶性的主要组织学依据。因此，异型性在病理学诊断中具有非常重要的意义。

*5. 副肿瘤综合征

由于肿瘤的产物或异常免疫反应或其他不明原因，引起机体某些系统发生一些病变和临床表现，这些表现不是由原发肿瘤或转移灶直接引起的，而是通过上述原因间接引起，故称为副肿瘤综合征。

*6. 异位内分泌综合征

某些非内分泌腺恶性肿瘤，能产生和分泌激素或激素类物质，引起内分泌紊乱的临床症状，称为异位内分泌综合征。

第五章

心血管系统疾病

★ 掌握动脉粥样硬化、冠状动脉粥样硬化性心脏病、高血压病、风湿病的概念、病理变化、并发症及后果

▲ 熟悉慢性心瓣膜病、感染性心内膜炎

● 了解动脉粥样硬化、高血压病、风湿病的病因和发病机制

● 了解心肌炎、心肌病

☞ 重点提示

第一节 动脉粥样硬化

★概念

血中脂质沉积在大、中动脉内膜，导致内膜灶状纤维性增厚及其深部成分的坏死、崩解，形成粥样物质，从而使动脉壁变硬、管腔狭窄。临床上常有心、脑等重要脏器缺血引起的症状。

$$动脉硬化\begin{cases}动脉粥样硬化（大、中动脉）\\细动脉硬化（如高血压病）\\动脉中层钙化（中动脉）\end{cases}$$

● 病因和发病机制

1. 危险因素

（1）高脂血症

$$\begin{cases}apoB\text{-}48\uparrow、apoB\text{-}100\uparrow\rightarrow LDL（sLDL）\uparrow、VLDL\uparrow\\apoA\text{-}I\downarrow\rightarrow HDL\downarrow\\LP（\alpha）\uparrow\end{cases}$$

（2）高血压

$$\begin{cases}内皮细胞损伤，通透性增高\rightarrow脂蛋白易于进入内膜\\血管中膜致密化，使LDL移出受阻\rightarrow LDL沉积于内膜\end{cases}$$

（3）吸烟

$$\begin{cases}CO\uparrow，内皮细胞损伤释放生长因子\rightarrow中膜平滑肌细胞增\\\quad生并向内膜移行\\血液黏滞度\uparrow，心律失常\end{cases}$$

(4) 糖尿病和高胰岛素血症

$\left\{\begin{array}{l}\text{血脂↑}\\ \text{促平滑肌增生，HDL↓}\end{array}\right.$

(5) 其他

$\left\{\begin{array}{l}\text{遗传因素——呈现家族性聚集倾向}\\ \text{年龄因素——年龄越大发病率越高}\\ \text{内分泌因素——较多内分泌疾病继发 AS}\end{array}\right.$

2. 发病机制

$\left\{\begin{array}{l}\text{脂源性学说——血脂升高是 AS 的物质基础}\\ \text{损伤应答学说——内皮细胞损伤是 AS 的始动环节}\\ \text{炎症学说——炎症介质参与 AS 的形成}\\ \text{平滑肌致突变学说——平滑肌细胞增生移行是 AS 进展}\\ \qquad\qquad\qquad\qquad\text{的主要环节}\end{array}\right.$

★病理变化

1. 基本病变

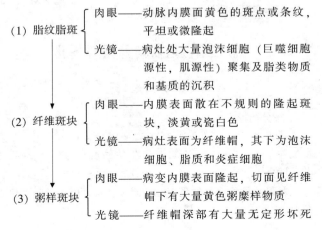

(1) 脂纹脂斑 $\left\{\begin{array}{l}\text{肉眼——动脉内膜面黄色的斑点或条纹，}\\ \qquad\quad\text{平坦或微隆起}\\ \text{光镜——病灶处大量泡沫细胞（巨噬细胞}\\ \qquad\quad\text{源性，肌源性）聚集及脂类物质}\\ \qquad\quad\text{和基质的沉积}\end{array}\right.$

(2) 纤维斑块 $\left\{\begin{array}{l}\text{肉眼——内膜表面散在不规则的隆起斑}\\ \qquad\quad\text{块，淡黄或瓷白色}\\ \text{光镜——病灶表面为纤维帽，其下为泡沫}\\ \qquad\quad\text{细胞、脂质和炎症细胞}\end{array}\right.$

(3) 粥样斑块 $\left\{\begin{array}{l}\text{肉眼——病变内膜表面隆起，切面见纤维}\\ \qquad\quad\text{帽下有大量黄色粥糜样物质}\\ \text{光镜——纤维帽深部有大量无定形坏死}\end{array}\right.$

物，其中可见胆固醇结晶，底部和周边为肉芽组织，少量的泡沫细胞及炎细胞；中膜平滑肌萎缩

2. 继发性病变

斑块内出血——致斑块突然肿大，使病变血管狭窄甚至闭塞

斑块破裂——表面可形成粥瘤性溃疡。粥样物质逸入血流，可形成栓子

血栓形成——斑块上易形成附壁血栓，可加重血管腔阻塞，如脱落可致栓塞

钙化——钙盐沉着而使斑块更硬化

动脉瘤形成——其破裂可造成大出血

3. 主要动脉病变及影响

主动脉粥样硬化可引起动脉瘤。脑动脉粥样硬化可引起脑萎缩、脑梗死、脑出血。肾动脉粥样硬化可造成固缩肾。下肢动脉粥样硬化可引起足缺血、坏疽。

第二节 冠状动脉粥样硬化

一、冠状动脉粥样硬化症

★分布特点

1. 最多见于左冠状动脉前降支，其次依次为右主干、左旋支或左主干、后降支，严重者可有多支同时受累，病变一般为节段性分布。

2. 斑块性病变多发生于心壁侧，呈新月形，管腔呈偏心性狭窄。

★分级

按管腔的狭窄程度可分为 4 级

$$\begin{cases} \text{I 级} \leqslant 25\% \\ \text{II 级 } 26\% \sim 50\% \\ \text{III 级 } 51\% \sim 75\% \\ \text{IV 级} > 76\% \end{cases}$$

二、冠状动脉粥样硬化性心脏病

★概念

因冠状动脉狭窄所致心肌缺血引起的心功能不全或障碍称为冠状动脉性心脏病，简称冠心病，也称缺血性心脏病。冠状动脉粥样硬化引起者占其中的绝大多数，因此习惯上把冠心病视为冠状动脉粥样硬化性心脏病。

▲病因和发病机制

$$\begin{cases} \text{冠状动脉供血不足} \\ \text{心肌耗氧量剧增} \end{cases}$$

★病变类型

1. 心绞痛

（1）概念：由于冠状动脉供血不足或心肌耗氧量骤增，导致心肌急性、短暂性缺血缺氧所引起的临床综合征称为心绞痛。

（2）典型症状：阵发性胸骨后压榨性或紧缩性疼痛，并可向心前区及左上肢放射，一般持续数分钟，可因休息或服用硝酸酯类药物而缓解、消失。

2. 心肌纤维化

（1）概念：冠状动脉发生中、重度狭窄引起心肌长期缺血缺氧，导致心肌细胞萎缩或肥大、间质纤维组织增生、广泛多灶性心肌纤维化。

（2）临床表现：心律失常或心力衰竭。

3. 心肌梗死

(1) 概念：冠状动脉持续性供血中断，引起一定范围的心肌急性缺血性坏死。

(2) 类型

心内膜下心肌梗死
透壁性心肌梗死

(3) 临床表现

剧烈而持续的胸骨后疼痛，休息及硝酸酯类药物不能使其缓解

伴有发热、白细胞增多、血清心肌酶水平升高及进行性心电图改变

(4) 好发部位

50%发生在左室前壁、心尖部、室间隔前 2/3 （左冠状动脉前降支的供血区）

25%~30%发生在左室后壁、室间隔后 1/3、右心室（右冠状动脉供血区）

15%~20%发生在左室侧壁、膈面、左心房及房室结（左旋支供血区）

(5) 病理变化

6 小时后肉眼可见坏死灶呈苍白色，8~9 小时后呈淡黄色，镜下为凝固性坏死

4 天后梗死灶边缘出现充血、出血和炎症反应带

7 天后边缘开始出现肉芽组织

2~8 周梗死灶可机化，最终形成瘢痕

（6）合并症

- 心力衰竭——最常见的死亡原因
- 心源性休克——梗死面积大于左心室的 40% 就能发生
- 心律失常——梗死累及传导组织或直接引起电生理紊乱
- 附壁血栓和室壁瘤形成——血栓脱落引起栓塞
- 心脏破裂——4~7 天时最为多见，常猝死
- 急性心包炎——浆液纤维素渗出

4. 冠状动脉性猝死

（1）概念：由于冠状动脉改变而引起的突发性意外死亡，通常是由于心室纤维性颤动导致的心律失常所致。

（2）临床表现：突然昏倒、四肢抽搐、小便失禁，或突然发生呼吸困难、口吐白沫、迅速昏迷，发病一至数小时死亡。

第三节　高血压病

★概念

是一种原因未明的以体循环动脉血压升高为主要表现的全身性、独立性疾病，又称为原发性高血压。成年人高血压的诊断标准为：收缩压≥140mmHg 和/或舒张压≥90mmHg。

★高血压分类

1. 原发性（90%~95%）

- 缓进型（良性）——占 95% 以上，多见于中老年人，病程长，进展慢
- 急进型（恶性）——少见，常见于青壮年，病情严重，进展快，预后差

2. 继发性（少见）

继发于其他疾病，其血压升高只是某一疾病的一个体征或

症状，又称为症状性高血压。

● 病因和发病机制

1. 发病因素

（1）遗传因素：本病常有明显的家族集聚性，与无高血压家族史者比较，双亲均有高血压病者发病率高 2~3 倍，单亲有高血压病者发病率高 1.5 倍。

（2）环境因素

$$\begin{cases} \text{精神因素——长期或反复处于紧张状态的职业，情绪性} \\ \qquad\qquad\text{应激反应等} \\ \text{饮食因素——高盐饮食} \end{cases}$$

（3）其他因素——年龄增长、肥胖、吸烟、缺乏体力劳动等

2. 发病机制

主要学说有：

（1）功能性血管收缩：凡是能引起全身细、小动脉收缩的物质增多，均可导致外周阻力增高而引起高血压。

（2）钠水潴留：各种造成钠水潴留的因素，均可导致血容量的增加，进而心输出量增加而引发高血压。

（3）结构性血管肥厚：过度、长期的血管收缩，使细、小动脉平滑肌细胞肥大增生，管壁增厚，管腔缩小，使血压持续或永久升高。

★ 缓进型高血压病

按其发展过程可分为三期。

1. 机能紊乱期

是高血压病的早期，基本病变为全身细、小动脉的间歇性痉挛，无血管的器质性病变。血压升高呈波动状。

2. 动脉病变期

是高血压病的中期，血管基本病变为：

（1）细动脉硬化：主要是细动脉壁玻璃样变，是高血压病具有诊断意义的特征性病变。

（2）小动脉硬化：主要为内膜胶原纤维及弹力纤维增生，内弹力板分裂。中膜有不同程度的平滑肌细胞增生、肥大，并伴有胶原纤维及弹力纤维增生，最终管壁增厚，管腔狭窄。

3.内脏病变期

在高血压病后期，多脏器可相继受累，主要为"大心脏、小肾脏、脑出血"。

（1）大心脏：左心室肥大。长期血压升高，使左心室压力性负荷增加，从而发生左心室肥大（代偿期为向心性肥大，失代偿期为离心性肥大）。临床表现为高血压性心脏病，严重者发生心力衰竭。

（2）小肾脏：原发性细颗粒固缩肾，或称高血压性固缩肾。严重时可出现慢性肾功能衰竭。

光镜 { 双肾体积缩小，重量减轻，质地变硬，表面呈均匀弥漫细颗粒状
切面肾皮质变薄，皮髓质分界不清

肉眼 { 肾小球动脉玻璃样变，管腔狭窄或闭塞
部分肾单位因缺血而使肾小球体积缩小、纤维化或固缩
相应的肾小管萎缩、消失
残存肾小球因功能代偿而肥大，相应肾小管也代偿扩张

（3）脑出血：是高血压病最严重的并发症，是最常见的死亡原因。脑出血最常见的部位是基底节、内囊，一般多为大出血。临床症状因出血部位不同、出血量的多少而异，可为昏迷、失语、偏瘫，甚至死亡等。

脑水肿可引起高血压脑病及危象，也可引起脑小软化灶。

(4) 视网膜病变可引起视乳头水肿和视网膜出血，视力减退。

★急进型高血压病的特征性病变

1. 坏死性细动脉炎

主要累及肾入球动脉，动脉内膜和中膜发生纤维素样坏死。

2. 增生性小动脉炎

主要累及肾叶间动脉，动脉内膜显著增厚，内弹力膜分裂，胶原纤维及弹力纤维增生，平滑肌细胞肥大，使血管壁呈同心圆层状增厚，似洋葱皮样，管腔狭窄。

第四节　风湿病

★概述

风湿病是一种与 A 族乙型溶血性链球菌感染有关的变态反应性疾病，主要累及全身结缔组织，其特征性病变是形成风湿性肉芽肿。此外，胶原纤维可发生特殊的变性、坏死，属结缔组织病或胶原病的范畴。

●病因和发病机制

1. 本病的发生可能是一种与咽喉部 A 族乙型溶血性链球菌感染有关的变态反应性疾病。

2. 风湿病的确切发病机制尚不清楚，目前较多倾向于抗原抗体交叉反应学说。

★基本病变

主要是全身结缔组织的变态反应性炎，一般分为三期。

1. 变质渗出期

主要是心脏、浆膜、关节、皮肤、脑、肺等部位的结缔组织发生黏液样变性和纤维素样坏死，同时有充血，浆液、纤维素渗出及少量以淋巴细胞为主的炎细胞浸润，此期约持续 1 个月。

2. 增生期或肉芽肿期

在纤维素样坏死灶周围出现巨噬细胞增生、聚集，并吞噬纤维素样坏死物，转变为风湿细胞（体积大，圆或多边形，胞浆丰富、均质，核大，圆或椭圆形，核膜清晰，染色质集中于中央呈细丝状向核膜放散，横切如枭眼，纵切似毛虫）。其间有少量淋巴细胞浸润，形成圆形或梭形境界清楚的结节状病灶，称为风湿小体，此期持续 2~3 个月。

3. 纤维化期或称愈合期

纤维素样坏死物逐渐被溶解吸收，炎细胞逐渐减少，风湿细胞转变为成纤维细胞，并产生胶原纤维，而使风湿小体纤维化，最终形成瘢痕，此期持续 2~3 个月。

★风湿性心脏病的特征性病变

1. 风湿性心内膜炎（疣状心内膜炎）

（1）主要累及心瓣膜及其邻近的内膜和腱索，病变以二尖瓣最为多见，其次为二尖瓣和主动脉瓣联合受累，再次为主动脉瓣。

（2）早期瓣膜肿胀，间质有黏液样变性和纤维素样坏死；闭锁缘内皮细胞变性脱落，形成粟粒大小、灰白色、半透明、呈疣状的白色血栓，常沿着闭锁缘呈串珠状排列，与瓣膜粘连紧密不易脱落，称疣状赘生物。

（3）后期赘生物机化，瓣膜本身纤维化及瘢痕形成。类似病变反复发生，终致瓣膜增厚、变硬、卷曲、短缩，瓣叶间可粘连，腱索增粗、缩短而形成瓣膜病。

2. 风湿性心肌炎

心肌间质小血管附近形成风湿小体，多见于室间隔、左室后壁及乳头肌等处。可见间质水肿、淋巴细胞浸润，反复发作后间质内有小瘢痕形成。

3. 风湿性心外膜炎（风湿性心包炎）

主要累及脏层心外膜，以渗出为主。

$\begin{cases} \text{干性：以纤维素渗出为主→绒毛心→可发生粘连} \\ \text{湿性：以浆液渗为主→心包积液→可被溶解吸收} \end{cases}$

▲风湿性关节炎

主要累及膝、肩、肘、腕、髋等大关节，临床常以游走性、多发性、对称性疼痛为特征，一般不遗留关节变形等后遗症。

▲皮肤病变

1. 环形红斑

为渗出性病变。为淡红色环状红晕，微隆起。光镜下真皮浅层血管充血，周围水肿及炎细胞浸润。

2. 皮下结节

为增生性病变。好发于大关节附近的伸侧面，直径 0.5~2cm，质较硬，活动，无痛，圆或椭圆形。光镜下，结节中央为大片纤维素样坏死，外周有风湿细胞呈栅状排列，伴有淋巴细胞浸润。

第五节　慢性心瓣膜病

▲概述

是指心瓣膜因先天性发育异常或后天各种致病因素发生的瓣膜变形等器质性病变。本病常表现为瓣膜口狭窄和/或关闭不全，导致血流动力学紊乱，心脏负荷增加。此病绝大多数为风湿性心内膜炎和感染性心内膜炎的结局。

▲二尖瓣狭窄

绝大多数由风湿性心内膜炎引起。

1. 依二尖瓣口面积缩小情况分度

- 轻度——1.5~2.0cm²
- 中度——1.0~1.5cm²
- 重度——<1cm²

2. 依瓣膜病变分型

- 隔膜型
- 漏斗型

3. 血流动力学变化（"上游淤血，下游缺血"）

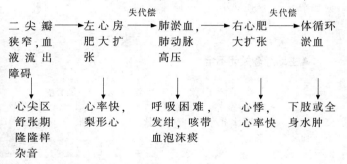

▲二尖瓣关闭不全

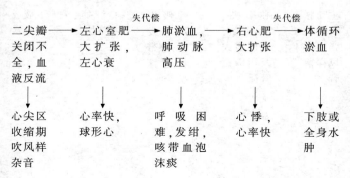

▲主动脉瓣狭窄

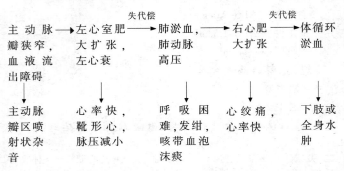

主 动 脉 →
瓣 狭 窄 ,
血 液 流
出障碍

左心室肥
大 扩 张 ,
左 心 衰

失代偿
→ 肺淤血,
肺动脉
高压

→ 右心肥
大扩张

失代偿
→ 体循环
淤血

主动脉
瓣区喷
射状杂
音

心 率 快 ,
靴 形 心 ,
脉压减小

呼 吸 困
难,发绀,
咳带血泡
沫痰

心绞痛,
心率快

下肢或
全身水
肿

▲主动脉瓣关闭不全

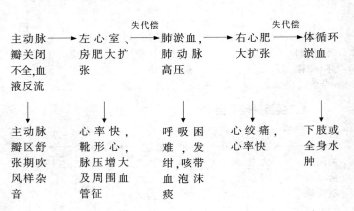

主动脉 →
瓣关闭
不全,血
液反流

左 心 室 、
房肥大扩
张

失代偿
→ 肺淤血,
肺动脉
高压

→ 右心肥
大扩张

失代偿
→ 体循环
淤血

主动脉
瓣区舒
张期吹
风样杂
音

心 率 快 ,
靴 形 心 ,
脉压增大
及周围血
管征

呼 吸 困
难 , 发
绀,咳带
血泡沫
痰

心绞痛,
心率快

下肢或
全身水
肿

第六节　感染性心内膜炎

▲概念

感染性心内膜炎是由病原微生物直接侵袭心内膜，特别是心瓣膜而引起的炎症，其绝大部分是由细菌引起，故传统上又称细菌性心内膜炎。通常分为急性和亚急性两类。

▲急性感染性心内膜炎

1. 病因

通常是由致病力强的化脓菌引起的脓毒血症侵犯正常无病变心内膜而引起的并发症，可产生严重后果。

2. 病理变化

主要累及二尖瓣和主动脉瓣，引起急性化脓性炎，可造成瓣膜溃烂、穿孔或破裂。在破溃的瓣膜表面，易形成巨大、松脆、污秽含菌的疣状赘生物，脱落后造成远处器官血管的含菌性栓塞，引起感染性梗死和继发脓肿形成。

▲亚急性感染性心内膜炎

1. 病因

是由致病力相对较弱的病原微生物（草绿色链球菌）引起的心内膜炎。常侵犯有病变的心瓣膜（如风湿性心瓣膜病）。

2. 病理变化

原有病变瓣膜上有菜花状或息肉状的疣状赘生物，灰黄污秽，质松脆易碎、易脱落。赘生物由纤维素、血小板、中性粒细胞、坏死组织及菌团组成。

3. 临床病理联系

由于瓣膜损伤，临床可听到强弱多变的杂音。由于细菌毒素作用可造成小血管壁受损或血管炎。因此，皮肤、黏膜及眼底可见出血点；皮下的小动脉炎使指、趾等处出现红紫色、微隆起、有压痛的小结，称 Osler 小结。碎裂、脱落的赘生物碎片可造成小血管栓塞，导致梗死。

由于毒力较弱的细菌和毒素的持续作用，患者在临床上可有长期低热、脾肿大、白细胞增多、贫血、血细菌培养阳性等迁延性败血症的表现。

第七节　心肌炎

● **概念**

心肌炎是指各种原因引起的心肌局限性或弥漫性炎症。

● **常见类型**

1. 病毒性心肌炎

是由亲心肌病毒引起的原发性心肌炎症。心肌间质内有炎细胞浸润及心肌细胞的变质性改变。临床表现轻重不一，常出现不同程度的心律失常。

2. 孤立性心肌炎

原因不明，可分为二型。

- 弥漫性间质性心肌炎——心肌间质小血管周围可见大量炎细胞浸润
- 特发性巨细胞性心肌炎——心肌内可见灶性坏死及肉芽肿形成

第八节　心肌病

● **概念**

心肌病是指病变发生在心肌本身的一类疾病。

●类型

1. 继发性心肌病

系继发或伴发于某种全身性疾病,大多数心肌病属这一类型。

2. 原发性心肌病

又称特发性心肌病,是指原因不明的心肌原发性异常,可分为扩张性心肌病、肥厚性心肌病、限制性心肌病等三型,我国地方性心肌病——克山病也属于此范畴。

☞ 难点提示

1. 简述动脉粥样硬化和高血压病对心、脑、肾影响的不同之处 (表 5-1)

表 5-1 动脉粥样硬化和高血压病对心、脑、肾影响的不同

	动脉粥样硬化	高血压病
心脏	心绞痛、心肌梗死心肌纤维化及冠状动脉性猝死	早期向心性肥大,晚期离心性肥大,进而出现心力衰竭
脑	脑萎缩,表现为痴呆;脑梗死及脑出血	脑水肿、脑软化,脑出血是最常见最严重并发症
肾	顽固性肾血管性高血压,肾梗死,机化后形成较大瘢痕,使肾脏变形、缩小,称动脉粥样硬化性固缩肾	原发性细颗粒固缩肾,或称高血压性固缩肾。肾病变严重时可出现慢性肾衰竭

2. 心肌梗死常见的原因、部位、范围及并发症

(1) 心肌梗死常见原因

  { 冠状动脉粥样硬化并发血栓形成、斑内出血等
  { 冠状动脉痉挛、心动过速、休克、劳累等负荷过度造成
    心肌供血不足

（2）心肌梗死最常见的部位是左心室前壁、心尖部及室间隔前 2/3；其次是左心室后壁，室间隔后 1/3 及右心室等；再次为左室侧壁、膈面、左心房及房室结。

（3）心肌梗死范围：心内膜下心肌梗死、透壁性心肌梗死（全层梗死）。

（4）心肌梗死常见并发症：心脏破裂、室壁瘤、附壁血栓形成、心外膜炎（急性心包炎）、心力衰竭、心源性休克、心律失常。

3. 风湿性心内膜炎为何会引起慢性心瓣膜病？

病变早期，瓣膜肿胀，间质有黏液样变性和纤维素样坏死；内皮细胞变性，尤以闭锁缘为重；面向血流面的内皮细胞受到瓣膜开关的摩擦、碰撞及血流的冲击，易变性脱落，暴露内皮下胶原，激活凝血系统，诱导血小板沉积、凝集形成粟粒样大小、灰白色、半透明、呈疣状的白色血栓，常沿着闭锁缘呈串珠状排列，与瓣膜粘连紧密不易脱落，重者赘生物可呈片状，累及腱索及邻近内膜。病变后期，赘生物机化，瓣膜本身也纤维化及瘢痕形成，类似病变反复发生，终致瓣膜增厚、变硬、卷曲、缩短，瓣叶间可粘连，腱索增粗、缩短而形成慢性心瓣膜病。

第六章

呼吸系统疾病

★掌握肺炎(大叶性肺炎、小叶性肺炎)的概念、病理变化

▲熟悉肺炎(大叶性肺炎、小叶性肺炎)的病因、发病机制和结局

▲熟悉慢性阻塞性肺疾病(慢性支气管炎、肺气肿)和慢性肺源性心脏病的病理变化及临床病理联系

▲熟悉肺癌、鼻咽癌的病理变化和扩散途径

●了解慢性支气管炎、肺气肿和慢性肺源性心脏病的病因、发病机制

●了解间质性肺炎

☞ 重点提示

第一节 慢性阻塞性肺疾病

慢性阻塞性肺疾病是一组以慢性气道阻塞，呼吸阻力增加，肺功能不全为共同特征的肺疾病统称。主要有由各种原因引起肺实质和小支气管受损导致的慢性支气管炎和肺气肿两种疾病。

一、慢性支气管炎

▲概述

慢性支气管炎是指气管、支气管黏膜及其周围组织的慢性非特异性炎症。临床特征是反复发作的咳嗽、咳痰或伴有喘息等症状，每年持续约 3 个月，连续 2 年以上。

●病因

大气污染、吸烟、感染、过敏及机体的一些内在因素等均与慢支的发生有关，起病常与感冒有关。

▲病理变化

1. 部位

早期累及较大支气管，晚期引起细、小支气管及周围组织炎。

2. 病变特点

(1) 支气管上皮纤毛粘连、倒伏甚至脱失，上皮细胞变性、坏死、脱落及杯状细胞增生，可伴有鳞状上皮化生。

(2) 黏液腺肥大、增生、分泌亢进，浆液腺黏液化。

（3）管壁充血水肿，淋巴细胞、浆细胞浸润，炎症可向周围组织蔓延。

（4）管壁平滑肌束断裂、萎缩，喘息型者平滑肌束可增生、肥大。晚期黏膜萎缩，气管周围纤维组织增生，造成管腔的僵硬或塌陷。

▲临床病理联系

1. 症状

咳嗽、咳白色黏液泡沫状痰，急性发作时咳黏液脓性或脓性痰，可伴有喘息。

2. 体征

两肺可闻及干、湿性啰音或哮鸣音。

3. 合并症

肺气肿、肺心病和支气管扩张症等。

二、肺气肿

▲概念

肺气肿是指呼吸性细支气管、肺泡管、肺泡囊和肺泡因过度充气呈持久性扩张，并伴有肺泡间隔破坏，以致肺组织弹性减弱、容积增大的一种病理状态。

●病因和发病机制

1. 慢性细支气管炎→细支气管周围炎症→管腔狭窄，黏液栓阻塞→吸入气体排出不畅→肺气肿

2. α_1-抗胰蛋白酶缺乏→肺泡壁破坏、融合→肺气肿

3. 吸烟→肺内巨噬细胞增多→弹性蛋白酶增加→肺泡壁破坏→肺气肿

●类型

肺泡性肺气肿 (阻塞性肺气肿)
间质性肺气肿

▲病理变化

1. 肉眼

肺体积膨大，边缘钝圆，色灰白，肺组织柔软而缺少原有的弹性，指压后遗留压迹。切面可见扩大的肺泡囊腔，似蜂窝状。

2. 光镜

肺泡扩张形成较大囊腔，间隔变窄或断裂。肺泡壁毛细血管床减少，肺小动脉内膜呈纤维性增生、肥厚。细、小支气管可见慢性炎症。

▲临床病理联系

1. 慢性咳嗽、咳痰、呼气性呼吸困难、气促、紫绀等症状。
2. 主要体征是桶状胸。
3. X 线表现为肺透光度增加，膈肌下降。
4. 并发症有肺源性心脏病、自发性气胸、呼吸衰竭等。

第二节 慢性肺源性心脏病

▲概念

慢性肺源性心脏病是因慢性肺疾病、肺血管及胸廓的病变引起肺循环阻力增加，肺动脉压力升高而引起的以右心室肥厚、扩大甚至发生右心衰竭的心脏病，简称肺心病。

●病因

1. 肺疾病

最多见。慢性支气管炎、阻塞性肺气肿、支气管哮喘、支气管扩张症、肺尘埃沉着症、慢性纤维空洞型肺结核、弥漫性肺间质纤维化等。

2. 胸廓运动障碍性疾病

较少见。脊柱后凸畸形、类风湿性脊椎炎、胸膜广泛性粘连等。

3. 肺血管疾病

甚少见。原发性肺动脉高压症、广泛或反复发作的多发性肺小动脉栓塞及肺小动脉炎等。

▲病理变化

1. 肺部病变

（1）肺原有的慢性支气管炎、肺气肿、尘肺以及肺间质纤维化等。

（2）肺小动脉的变化

- 内膜和中膜的弹力纤维和胶原纤维增生、肺小动脉硬化。
- 肌型小动脉中膜肥厚、内膜下出现纵行肌束
- 无肌型细动脉肌化
- 肺小动脉炎、小动脉血栓形成和机化

（3）肺泡壁毛细血管数量显著减少

2. 心脏病变

（1）肉眼

- 右心室肥厚、心腔扩张，心尖钝圆，心脏重量增加
- 肺动脉圆锥显著膨隆，病理诊断标准是肺动脉瓣下 2cm 处右心室壁肌肉厚度≥5mm（正常为 3~4mm）

（2）光镜

- 代偿区心肌细胞肥大，核增大，染色深
- 缺氧区心肌纤维萎缩，肌浆溶解，横纹消失以及间质胶原增生

▲临床病理联系

1. 原有的肺疾病的症状和体征。

2. 逐渐出现右心衰竭的症状及体征，如全身淤血、腹水、下肢水肿、心悸及心率增快、呼吸困难及紫绀等。

3. 若缺氧严重及合并呼吸性酸中毒等，常并发肺性脑病。

第三节　肺　炎

★概述

肺炎是指肺的急性渗出性炎症，可由不同的致病因子引起，可根据不同的分类原则进行分类：

按病因分类——感染性、理化性、变态反应性肺炎等

按病变部位及范围分类——肺泡性、大叶性、小叶性、节段性、间质性肺炎等

按病变性质分类——浆液性、纤维素性、化脓性、出血性、干酪性及肉芽肿性肺炎等

一、大叶性肺炎

★概念

大叶性肺炎是主要由肺炎链球菌引起的以肺泡内弥漫性纤维素渗出为主的炎症。病变起始于肺泡，并迅速扩展至肺段或整个肺大叶，多见于青壮年。

▲病因和发病机制

受凉、酗酒、感冒、过劳等 ——→ 呼吸道防御功能减弱

肺炎链球 ——→ 肺泡内细 —变态反应→ 肺泡炎 ——→ 炎症迅速蔓
菌感染 　　　菌繁殖 　　　　　　　　　　　　延至肺段或
　　　　　　　　　　　　　　　　　　　　　　肺大叶

★病理变化和临床联系 (表 6-1)

表 6-1　　　　　　大叶性肺炎的病理变化和临床表现

病程	肉眼	镜下	临床表现
充血水肿期 (1~2 天)	肺叶肿大，暗红，重量增加	肺充血,肺泡内有浆液性渗出物	寒战、高热、白细胞增高、X线片状模糊阴影、听诊湿啰音或捻发音
红色肝样变期 (3~4 天)	肺肿大，暗红，质地变实似肝	肺仍充血,肺泡内大量红细胞和纤维素,少量中性粒细胞	胸痛，咳铁锈色痰，紫绀，实变体征，X线大片致密阴影
灰色肝样变期 (5~6 天)	肺肿大，灰白色，质实如肝	肺充血消退,肺泡内大量纤维素和中性粒细胞	胸痛，咳黏液脓性痰，紫绀减轻，实变体征，X线大片致密阴影
溶解消散期 (第 7 天开始)	肺软，实变逐渐消失	肺泡内中性粒细胞变性坏死，释放蛋白溶解酶溶解纤维素	体温下降，实变体征消失，咳痰量多，可闻及湿性啰音，X线阴影逐渐消失

▲结局及并发症

1. 大多数痊愈。

2. 少数可出现中毒性休克、肺脓肿及脓胸、败血症或脓毒败血症、肺肉质变等合并症。

肺肉质变是肺泡腔内的纤维素等渗出物由肉芽组织予以机化，肉眼观为褐色肉样组织。

二、小叶性肺炎

★概念

是以细支气管为中心、以肺小叶为单位的急性化脓性炎，又称支气管肺炎，多见于小儿、老人以及体弱多病或久病卧床者。

▲病因和发病机制

受寒、营养不良、恶病质、全身麻醉、昏迷、手术后、传染病后 → 呼吸道防御功能减弱

↓

葡萄球菌、肺炎链球菌、嗜血流感杆菌、链球菌、绿脓杆菌、嗜肺军团杆菌等，多为混合感染 → 呼吸道细菌繁殖 → 细支气管炎 → 小叶性肺炎

★病理变化

1. 肉眼

两肺散在分布形状不规则的灰黄色实变病灶，尤以下叶和背侧多见，直径多在 0.5~1cm。严重者形成融合性小叶性肺炎。

2. 光镜

病灶中央细支气管黏膜充血、水肿，管腔内充满脓性渗出物及脱落的上皮。其周围的肺泡腔内出现较多中性粒细胞，并形成脓性渗出物。病灶间未累及的肺组织可伴有代偿性肺气肿

和肺不张。

▲**临床病理联系**

> 发热、咳嗽和咳黏液脓性痰
> 肺实变体征一般不明显
> 听诊可闻及湿啰音
> X 线可见散在小灶状致密阴影

▲**结局及并发症**

1. 多数可痊愈。

2. 少数严重者可并发心功能不全、呼吸功能不全、肺脓肿及脓胸、支气管扩张症、脓毒血症等。

三、间质性肺炎

（一）病毒性肺炎

●**概述**

病毒性肺炎是由各种病毒感染引起的肺炎。可发生在任何年龄，但主要见于儿童。

●**病因**

常见的是流感病毒、呼吸道合胞病毒、腺病毒、副流感病毒、麻疹病毒等，有时由一种以上病毒混合感染，或有继发细菌感染。

●**病理变化**

1. 间质性肺炎表现，肺泡间隔明显增宽，肺间质内血管充血、水肿以及淋巴细胞、单核细胞浸润。

2. 较重者支气管、细支气管上皮灶性坏死，肺泡腔内出现炎性渗出物，甚至形成透明膜。

3. 细支气管上皮和肺泡上皮也可增生，甚至形成多核巨细胞(巨细胞性肺炎)。在增生的上皮细胞和多核巨细胞内可检见病毒包涵体。

●临床病理联系

因病毒血症而引起发热、全身中毒症状；频繁难治的咳嗽、气促，甚至紫绀。多数治愈，少数严重者预后较差，可并发心功能不全及中毒性脑病。

（二）支原体肺炎

●概述

支原体肺炎是由肺炎支原体引起的一种间质性肺炎。秋、冬季节发病较多，儿童和青年发病率较高。

●病理变化

常仅累及一叶肺组织，以下叶多见。病变灶性分布，为非化脓性炎，常有多量淋巴细胞、单核细胞浸润。

●临床病理联系

1. 起病较急，多有发热、头痛、咽痛及顽固剧烈咳嗽、气促及胸痛。

2. 听诊可闻干、湿啰音。

3. X线显示肺纹理增强及网状或斑块状阴影。

4. 预后较好。

第四节 呼吸系统常见恶性肿瘤

一、鼻咽癌

▲概述

1. 鼻咽癌是鼻咽部上皮组织发生的恶性肿瘤。

2. 我国南方各省发病率最高，东南亚国家也不少见。

3. 发病年龄多在 40~50 岁之间，男性多于女性。

4. 临床上常有涕中带血、鼻塞、鼻衄、耳鸣、听力减退、头痛、颈淋巴结肿大及脑神经受损等症状。

● **病因**

尚未完全阐明，可能与 EB 病毒、环境、遗传等因素有关。

▲ **病理变化**

1. 部位

最常见于鼻咽顶部，其次是外侧壁和咽隐窝。

2. 肉眼分型

早期常为局部黏膜粗糙或隆起，逐渐发展为结节型、菜花型、浸润型、溃疡型等四种形态。

3. 组织学分型

2005 年，WHO 将鼻咽癌分为：①角化性鳞状细胞癌；②非角化性鳞状细胞癌（分为未分化型及分化型两个亚型）；③基底样鳞状上皮癌。

▲ **扩散途径**

1. 直接蔓延

> 向上可侵犯并破坏颅底骨，晚期可破坏蝶鞍，通过破裂孔进入颅内，侵犯第 II ~ VI 对颅神经。
>
> 向下扩延到达口咽
>
> 向下后方则侵犯梨状隐窝、会厌及喉腔上部
>
> 向外侧可侵犯耳咽管至中耳
>
> 向后侵犯上段颈椎
>
> 向前扩展则进入鼻腔甚至侵入眼眶

2. 淋巴道转移

早期即可经淋巴道转移，颈淋巴结转移发生较早，多数患

者以颈部肿块作为最初症状，常为同侧，其次为双侧。

3. 血道转移

晚期发生全身转移。

二、肺癌

▲概述

1. 肺癌多数起源于支气管黏膜上皮，少数起源于支气管腺体或肺泡上皮。

2. 患病年龄多在 40 岁以后，男性多于女性。

●病因

尚未完全阐明，可能与吸烟、空气污染、职业因素、基因改变等因素有关。

▲病理变化

1. 肉眼分型

分为中央型、周围型和弥漫型。

2. 组织学分型

> 鳞状细胞癌——最常见，多为中央型
> 腺癌——较多见，多为周围型，女性多见
> 小细胞癌、大细胞癌和其他类型——少见

▲扩散途径

1. 直接蔓延

可侵及纵隔、胸膜、心包及周围血管，或沿支气管向同侧甚至对侧肺组织蔓延。

2. 转移

早期即可发生广泛的淋巴道和/或血道转移。

▲临床病理联系

1. 临床常有咳嗽、咯痰带血及胸痛等症状。

2. 癌肿块压迫或阻塞支气管，可引起远端肺组织萎陷或化脓性炎、脓肿形成。

3. 侵及胸膜可引起癌性胸膜炎、积液。

4. 压迫上腔静脉可引起面颈部浮肿及颈、胸部静脉曲张。

5. 肺尖部癌侵犯交感神经引起交感神经麻痹综合征。

6. 肺癌易导致异位内分泌综合征，尤其是小细胞肺癌可引起类癌综合征。

☞ 难点提示

1. 大叶性肺炎和小叶性肺炎的区别 (表6-2)

表6-2　　　　　　大叶性肺炎和小叶性肺炎的区别

	大叶性肺炎	小叶性肺炎
人群	青壮年	小儿、年老体弱或久病卧床患者
细菌	肺炎链球菌	多为混合感染，常见为细菌感染
实变体征	明显	一般无
病变性质	纤维素性炎	化脓性炎
病理变化	充血水肿期、红色肝样变期、灰色肝样变期、溶解消散期	以细支气管为中心的化脓性炎
病变范围	病变累及一个肺段或整个肺叶	病变呈多发性灶性分布，范围相当于一个肺小叶

2. 慢性支气管炎如何发展成慢性阻塞性肺气肿？

慢性阻塞性肺气肿发生的关键环节是小气道炎症和肺泡间隔的断裂。慢性支气管炎时，由于细支气管的炎症引起小气道狭窄、阻塞，造成阻塞性通气障碍，使呼气阻力增加；同时发生的细支气管周围炎症可以损伤对细支气管起支撑作用的周围肺间质和相邻的肺泡间隔，导致排气障碍。最终引起肺过度充气，肺内残气量增加，形成肺气肿。

3.慢性阻塞性肺气肿如何发展成慢性肺源性心脏病？

慢性肺源性心脏病发病的关键环节是肺循环阻力增加和肺动脉高压。慢性阻塞性肺气肿引起的阻塞性通气障碍，破坏肺的血气屏障结构，使气体交换面积减小，换气功能障碍，导致缺氧，从而引起肺小动脉痉挛、肺小动脉中膜肥厚、无肌性细动脉肌化，同时肺泡壁毛细血管数目减少，均可导致肺循环阻力增加和肺动脉高压，引起右心肥大、扩张，形成慢性肺源性心脏病。

第七章

消化系统疾病

★ 掌握消化性溃疡、病毒性肝炎、门脉性肝硬化的病理变化

▲ 熟悉消化性溃疡、病毒性肝炎、门脉性肝硬化的结局和并发症

▲ 熟悉慢性胃炎的病因、发病机制、病理变化

▲ 熟悉食管癌、胃癌、肝癌、大肠癌的病理变化和扩散转移

● 了解消化性溃疡的病因及发病机制

● 了解其他类型肝硬化

☞ 重点提示

第一节 胃 炎

▲分类

$$胃炎\begin{cases}急性胃炎 \\ 慢性胃炎\begin{cases}慢性浅表性胃炎 \\ 慢性萎缩性胃炎 \\ 慢性肥厚性胃炎 \\ 疣状胃炎\end{cases}\end{cases}$$

▲病因及发病机制

慢性胃炎的病因及发病机制尚未完全明了，主要有：

$$\begin{cases}胃黏膜受到长期慢性刺激 \\ 十二指肠液–胆汁反流对胃黏膜屏障的破坏 \\ 自身免疫损伤及幽门螺旋杆菌感染\end{cases}$$

▲慢性浅表性胃炎与慢性萎缩性胃炎的区别 (表 7–1)

表 7–1　　　慢性浅表性胃炎与慢性萎缩性胃炎区别

	慢性浅表性胃炎	慢性萎缩性胃炎
分型	无	分 A、B 两型，我国 B 型多
部位	胃窦部最常见	B 型胃窦部最常见，A 型胃体及胃底部常见
胃镜观察	黏膜充血、水肿、深红色，表面有灰白色或灰黄色分泌物，有时伴有点状出血或糜烂	黏膜薄而平滑，皱襞变平或消失，黏膜为灰白色或灰黄色，黏膜下小血管清晰可见

续　表

	慢性浅表性胃炎	慢性萎缩性胃炎
炎细胞浸润范围	限于黏膜浅层	侵及黏膜全层，常有淋巴滤泡形成
胃固有腺体	完整，一般不减少	萎缩或减少
上皮化生	一般无	大肠、小肠上皮化生及假幽门腺化生
与胃癌关系	一般无	少数可继发胃癌

第二节　消化性溃疡

★概述

消化性溃疡是以胃、十二指肠形成慢性溃疡为特征的一种常见病，患者有周期性上腹部疼痛、反酸、嗳气等症状，易反复发作，呈慢性经过。

$$消化性溃疡\begin{cases} 胃溃疡——占\ 25\%，多位于小弯侧胃窦部 \\ 十二指肠溃疡——占\ 70\%，多位于球部 \\ 复合性溃疡——约占\ 5\% \end{cases}$$

●病因及发病机制

幽门螺旋杆菌的感染、长期服用非类固醇类抗炎药、胃酸分泌增加、应激和长期精神紧张等因素导致胃黏膜防御屏障功能破坏，黏膜组织被胃酸和胃蛋白酶消化而形成溃疡。

★病理变化

1. 肉眼

$$\begin{cases} 溃疡通常为单个，直径<2cm，圆形或椭圆形 \\ 边缘整齐，底部平坦，有薄层渗出物覆盖 \\ 周围黏膜皱襞以溃疡为中心呈星芒状 \end{cases}$$

2. 光镜

溃疡底部由表层至深层分别为：渗出层、坏死层、肉芽组织层、瘢痕层。溃疡深者可达肌层甚至浆膜层。

▲ 结局及合并症

1. 愈合

2. 合并症

- 出血——最常见，引起大便潜血或黑便、呕血
- 穿孔——引起急性弥漫性腹膜炎或局限性腹膜炎
- 幽门梗阻——引起反复呕吐，继发水、电解质失衡及营养不良
- 癌变——胃溃疡癌变率约 1%

第三节 病毒性肝炎

★概述

病毒性肝炎是指由一组肝炎病毒引起的以肝实质变质为主要病变的传染病。目前已知的肝炎病毒有甲型、乙型、丙型、丁型、戊型及庚型。除乙型肝炎病毒是 DNA 病毒外，其余均为 RNA 病毒。一般除甲型和戊型肝炎外，其余均可转为慢性。

★基本病变

1. 肝细胞变质性病变

(1) 肝细胞水肿 $\xrightarrow{轻}$ 胞浆疏松化 $\xrightarrow{严重}$ 气球样变性 $\longrightarrow$ 溶解坏死

- 点状和小灶状坏死 $\longrightarrow$ 急性、轻度慢性肝炎
- 碎片状和桥接坏死 $\longrightarrow$ 中、重度慢性肝炎
- 大块和亚大块坏死 $\longrightarrow$ 重型肝炎

(2) 肝细胞水分减少 $\longrightarrow$ 肝细胞嗜酸性变 $\xrightarrow{严重}$ 肝细胞凋亡 $\longrightarrow$ 嗜酸性小体

(3) 病毒在肝细胞内复制 $\longrightarrow$ 毛玻璃样肝细胞

2. 渗出性病变

肝炎时，在汇管区或肝小叶内坏死区常有程度不等的淋巴细胞、单核细胞等炎细胞浸润。

3. 增生性病变

Kupffer 细胞增生肥大、肝星形细胞和成纤维细胞增生、肝细胞再生和小胆管增生。

★临床病理类型

$$
病毒性肝炎
\begin{cases}
急性(普通型)肝炎 \begin{cases} 黄疸型 \\ 无黄疸型 \end{cases} \\
慢性(普通型)肝炎 \begin{cases} 轻度 \\ 中度 \\ 重度 \end{cases} \\
重型肝炎 \begin{cases} 急性 \\ 亚急性 \end{cases}
\end{cases}
$$

1. 急性（普通型）肝炎

我国以无黄疸型肝炎居多，病程在半年以内。

（1）病变特点

$$
\begin{cases}
肝细胞弥漫变性，轻微坏死 \\
变性以胞浆疏松化和气球样变为显著 \\
点状坏死和少量嗜酸性小体，轻度炎细胞浸润 \\
坏死灶稍多、稍重时出现黄疸
\end{cases}
$$

（2）临床病理联系

$$
\begin{cases}
发热、食欲下降、厌油 \\
肝肿大，肝区疼痛或压痛 \\
血清转氨酶升高及其他多种肝功能检查异常 \\
黄疸型则见皮肤、巩膜黄染
\end{cases}
$$

（3）结局

> 大多在半年内可逐渐恢复
> 少数乙型或丙型肝炎可发展为慢性肝炎
> 极少数恶化为重型肝炎

2. 慢性 (普通型) 肝炎

病程持续在半年以上，其中80%为乙型肝炎。

（1）轻度慢性肝炎

> 变性和坏死比急性肝炎轻，有点状坏死
> 汇管区周围纤维增生，见毛玻璃样肝细胞
> 轻度炎细胞浸润，肝小叶结构完整

（2）中度及重度慢性肝炎

> 变性和坏死比急性型重，有程度不等的特征性带状、桥
>   接状及碎片状坏死
> 肝小叶内有纤维间隔形成，逐渐分割肝小叶，晚期可致
>   肝硬化
> 有明显炎细胞浸润和肝细胞再生

3. 重型肝炎

少见，本型病情严重，可分为：

（1）急性重型肝炎：起病急，病变发展迅猛，病死率极高，患者常在10天左右死亡。

镜下

> 肝细胞呈严重广泛大块或亚大块坏死
> 残留的肝细胞很少有再生现象
> 肝窦明显扩张充血并出血
> Kupffer 细胞增生肥大并吞噬细胞碎屑及色素
> 大量炎细胞浸润

肉眼 { 肝体积显著缩小，重量减轻，质地柔软，被膜皱缩
切面呈黄色或红褐色，又称急性黄色或红色肝萎缩

（2）亚急性重型肝炎：多数是由急性重型肝炎迁延而来，病程可达一至数月。多数可发展为坏死后性肝硬化。

镜下 { 肝细胞大块、亚大块坏死
残存的肝细胞呈不规则结节状再生
明显炎细胞浸润
小胆管增生并有胆汁淤积
大量结缔组织增生

肉眼 { 肝不同程度缩小，包膜皱缩，呈黄绿色
质地硬，有岛屿状再生结节

（3）临床病理联系：患者常有严重黄疸、出血倾向、肝功能衰竭、肝肾综合征等。死亡原因常为肝性脑病、消化道大出血、急性肾衰竭、弥散性血管内凝血等。

第四节　肝硬化

★概述

　　肝硬化是各种慢性肝脏疾病发展到晚期的形态改变。其特征是肝细胞广泛变性坏死，纤维组织增生和肝细胞结节状再生，三者反复交错而引起肝硬化。其形成过程如下图：

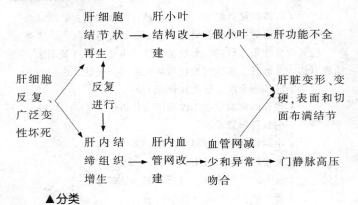

▲分类

1. 病因分类

病毒性肝炎性肝硬化、酒精性肝硬化、胆汁性肝硬化、淤血性肝硬化、寄生虫性肝硬化等。

2. 结节大小分类

- 小结节型肝硬化——结节直径<3mm
- 大结节型肝硬化——结节直径>3mm
- 大小结节混合型肝硬化
- 不全分隔型肝硬化 (有学者将之归入混合型)

3. 综合分类

- 门脉性肝硬化——相当于小结节型
- 坏死后性肝硬化——相当于大结节和大小结节混合型
- 胆汁性肝硬化——相当于小结节型
- 其他——淤血性、寄生虫性和色素性肝硬化

一、门脉性肝硬化

▲病因和发病机制

病毒性肝炎、慢性酒精中毒、营养缺乏、中毒等各种因素首先引起肝细胞脂肪变性、坏死及炎症等，使肝内产生多种细胞因子，引起胶原纤维增生。如病变继续进展，小叶中央区和汇管区等处的纤维间隔互相连接，最终使肝小叶结构和血液循环被改建而形成肝硬化。

★病理变化

1. 肉眼

肝脏三变——变硬、变小、变形

> 晚期肝脏体积缩小，重量减轻
> 表面及切面见弥漫分布的小结节，周围为增生的纤维组织条索或间隔所包绕
> 肝被膜明显增厚

2. 光镜

正常肝小叶结构被破坏，广泛增生的纤维组织将原来的肝小叶分隔包绕成为大小不等的圆形或椭圆形的肝细胞团，称为假小叶。

假小叶结构：

> 肝细胞排列紊乱，中央静脉缺如或偏位或有两个以上
> 假小叶中肝细胞常出现不同程度的脂肪变性或坏死
> 再生肝细胞体积大，核大、深染并常出现双核
> 肝细胞内可有胆色素沉着，细小胆管内胆汁淤积
> 外围的纤维间隔内有炎细胞及新生小胆管

▲临床病理联系

1. 门脉高压症

肝硬化时，门静脉压可增高至 22.1~36.8mmHg（正常平均为

13.2mmHg),并出现一系列临床症候群,称为门脉高压症。

(1) 发生机制

①肝内血管网减少

主要原因
{
假小叶压迫小叶下静脉 (窦后阻塞)
中央静脉和肝血窦的增厚、闭塞 (窦内阻塞)
肝内血管网受破坏而减少
}

②肝动脉和肝内静脉之间形成异常吻合支。

(2) 病理变化和主要临床表现 (表 7-2)

表 7-2 门脉高压症的病理变化和主要临床表现的联系

病理变化		主要临床表现
脾淤血		脾大,脾功能亢进
胃肠道淤血、水肿		食欲不振、消化不良
腹水		腹胀、腹水征阳性
侧支循环形成	食管下段静脉丛曲张	破裂可引起上消化道大出血
	直肠 (痔) 静脉丛曲张	破裂发生便血
	脐周静脉曲张	出现 "海蛇头" 现象

2. 肝功能不全

主要是肝实质长期、反复破坏所致 (表 7-3)。

表 7-3 肝功能不全的表现和发生机制

主要表现	发生机制
睾丸萎缩、男性乳腺发育	雌激素增多
肝掌、蜘蛛状血管痣	雌激素过多
白蛋白/球蛋白比值下降	蛋白合成障碍
出血倾向及贫血	肝脏合成凝血因子减少及脾功能亢进
黄疸	肝细胞坏死,肝细胞内胆汁淤积,胆栓形成
肝性脑病	肝功能严重障碍

▲结局

1. 早期及时治疗可使疾病在相当长时期内处于相对稳定状态。

2. 晚期多死于肝衰竭、消化道大出血、合并肝癌及继发感染。

二、坏死后性肝硬化

●概述

坏死后性肝硬化是在肝实质发生大片坏死的基础上形成的。肝炎病毒感染引起的亚急性重型肝炎是坏死后性肝硬化的主要原因，本病预后差，易合并肝癌。

●病理变化

1. 肉眼

{
肝体积缩小，重量减轻，质地变硬
结节大小不等、呈黄绿或黄褐色，由宽大的纤维条索包绕
}

2. 光镜

{
假小叶大小不等，形状不一
假小叶内肝细胞有变性、坏死和胆色素沉着
假小叶间的纤维间隔较宽阔且厚薄不均
有显著炎细胞浸润、小胆管增生
}

三、胆汁性肝硬化

●概述

胆汁性肝硬化是因胆道阻塞淤胆而引起的肝硬化，较少见，可分为继发性与原发性两类。原发性者更为少见。继发性胆汁性肝硬化在成人主要是因胆管系统受压或阻塞引起，儿童多因肝外胆道先天闭锁等引起。

●病理变化

1. 肉眼

- 肝体积增大，表面平滑或细颗粒状，呈绿色或绿褐色，硬度中等
- 切面结节较小，结节间纤维间隔较细

2. 光镜

- 肝细胞质内胆色素沉积，可见羽毛状坏死
- 毛细胆管淤胆、胆栓形成
- 可形成"胆汁湖"

第五节 消化系统常见恶性肿瘤

一、消化道恶性肿瘤

▲概述

1. 食管癌

食管癌是由食管黏膜上皮或腺体发生的恶性肿瘤。主要症状是哽噎和进行性吞咽困难。50%的食管癌位于食管中段，30%位于下段，20%位于上段。可分为早期和中晚期两类。

2. 胃癌

（1）概念：胃癌是胃黏膜及腺体发生的恶性肿瘤。

（2）好发部位：胃窦部，特别是小弯侧（约占75%）。

（3）分类：分为早期胃癌与进展期胃癌。

（4）临床表现：食欲不振、胃酸缺乏、贫血以及上腹部肿块等。

3. 大肠癌

（1）概念：大肠癌是大肠黏膜及腺体发生的恶性肿瘤。

（2）好发部位：大肠癌50%位于直肠，20%位于乙状结肠，16%位于盲肠及升结肠，14%位于降结肠和横结肠。

（3）分类：分为早期大肠癌和进展期大肠癌。

（4）临床表现：患者常有贫血、消瘦、大便的规律及性状改变，并有黏液血便，有时出现腹部肿块与肠梗阻症状。

▲消化道恶性肿瘤病因及病理学特征（表7-4）

表7-4　　　　　消化道恶性肿瘤病因及病理学特征

		食管癌	胃癌	大肠癌
病因		饮食因素、真菌、土壤中缺钼	饮食习惯、幽门螺旋杆菌感染、土壤地质因素	遗传、环境因素及饮食习惯
早期癌		原位癌或黏膜内癌，少数侵犯黏膜下层	癌组织浸润限于黏膜层及黏膜下层	肿瘤限于黏膜下层
中晚期癌肉眼特点	突入管腔	蕈伞型	息肉型或蕈伞型	隆起型（息肉或蕈伞状）
	溃疡形成	溃疡型	溃疡型	溃疡型
	沿壁内浸润生长	髓质型、缩窄型	浸润型(革囊胃)	浸润型、胶样型
主要组织学类型		鳞癌	腺癌	腺癌

▲扩散和转移

1. 直接蔓延

癌细胞可直接蔓延至邻近器官和组织。

2. 淋巴道转移

(1) 消化管恶性肿瘤的主要转移途径,首先转移到局部淋巴结,然后转移至远处淋巴结。

(2) 晚期癌细胞可经胸导管转移到锁骨上淋巴结或入血。

3. 血道转移

多在晚期,常转移到肝、肺及全身。

4. 种植性转移

(1) 消化道癌细胞浸润至浆膜后,可脱落到腹腔,种植于腹腔、盆腔器官及腹膜上。

(2) 女性胃癌在双侧卵巢形成转移癌,称 Krukenberg 瘤。

▲临床表现

1. 症状

梗阻、出血、贫血、腹痛、腹部包块、粪便形状改变、恶病质等。

2. X 线钡剂摄片

显示管腔狭窄、充盈缺损或缺损合并龛影。

二、原发性肝癌

▲概述

原发性肝癌是由肝细胞或肝内胆管上皮细胞发生的恶性肿瘤。临床常有肝硬化病史,表现为进行性消瘦、肝迅速肿大及肝区疼痛、黄疸、腹水及 AFP 升高等。患者常因肝组织严重破坏而死亡。

▲病因

肝癌发生的原因有:病毒性肝炎、肝硬化、真菌及其毒素、亚硝胺类化合物等。

▲病理变化

1. 早期肝癌

也称小肝癌，是指单个癌结节直径在 3cm 以下或结节数目不超过两个，其直径的总和在 3cm 以下。

2. 中晚期肝癌

肉眼可分为巨块型、多结节型、弥漫型，大多合并肝硬化。

3. 组织学

可分为肝细胞癌（最多见）、胆管上皮癌、混合性肝癌三种类型。

▲扩散与转移

1. 肝癌首先在肝内沿门静脉播散，在肝内形成转移癌结节。

2. 肝外转移主要通过淋巴道转移至肝门淋巴结、上腹部淋巴结和腹膜后淋巴结。

3. 晚期可通过肝静脉转移到肺、肾上腺、脑及骨等。

4. 有时可直接种植到腹膜和卵巢表面。

☞ 难点提示

1. 良性溃疡和恶性溃疡的区别 （表7-5）

表 7-5 　　　　　　　胃溃疡与溃疡型胃癌区别

	良性溃疡	恶性溃疡
外　形	圆形或椭圆形	皿状或火山口状
大　小	直径小于 2.5cm	直径大于 2.5cm
深　度	较深	较浅
边　缘	整齐无隆起	隆起
底　部	平坦	凹凸不平，有坏死出血
周围黏膜	黏膜皱襞向溃疡集中	黏膜皱襞中断，呈结节状肥厚

2. 哪一病理类型的病毒性肝炎易发展为门脉性肝硬化？为什么？

重度慢性肝炎晚期可发展为门脉性肝硬化。因为重度慢性肝炎肝细胞坏死重且广泛，有重度的碎片状坏死和大范围桥接坏死。坏死区出现肝细胞不规则再生。小叶周边和小叶内肝细胞坏死区之间形成纤维条索连接。纤维间隔分割肝小叶结构，晚期可导致小叶结构紊乱形成假小叶。

3. 简述门脉性肝硬化腹水形成的机理

（1）门静脉系统淤血，引起肠及肠系膜的毛细血管内压升高，血管壁通透性增强，水分和血浆蛋白漏出。

（2）肝细胞受损，合成白蛋白减少，以及消化不良引起低蛋白血症，使血浆胶体渗透压降低。

（3）肝功能降低，对抗利尿激素、醛固酮的灭活作用减弱，其血中水平升高而致水钠潴留。

（4）小叶下静脉受压和中央静脉的管腔闭塞，使肝窦内压升高，淋巴液生成增多，部分可经肝表面漏入腹腔。

第八章

泌尿及生殖系统疾病

★ 掌握肾小球肾炎的基本病理变化

★ 掌握各型肾小球肾炎的病变特点、转归和临床病理联系

★ 掌握肾盂肾炎的病理变化

▲ 熟悉急性肾盂肾炎的病因、发病机制和结局

▲ 熟悉肾小球肾炎的病因和发病机制

▲ 熟悉乳腺癌的病理变化及宫颈癌

● 了解生殖系统常见病

☞ 重点提示

第一节 肾小球肾炎

▲概述

肾小球肾炎是一组以肾小球损害为主的超敏反应性炎性疾病。

▲病因及发病机制

1. 引起肾小球肾炎的抗原

(1) 内源性抗原

肾性抗原——如基膜抗原、足突抗原

非肾性抗原——如 DNA、细胞核

(2) 外源性抗原：包括各种细菌、病毒、寄生虫、异种血清蛋白以及重金属制剂等。

2. 发病机制

肾小球肾炎的发病与免疫复合物形成及其激活炎症介质的作用有关。

(1) 循环免疫复合物沉积

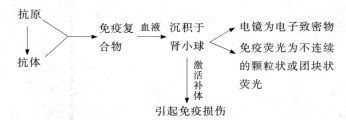

（2）原位免疫复合物形成

①基膜抗原→抗体→沉积于基膜→免疫荧光沿基膜呈连续线形荧光

②基膜和系膜植入抗原→抗体→沉积于基膜或系膜→免疫荧光沿基膜或系膜区内呈不连续颗粒状荧光。

★**基本病理变化**

1.增生性病变

（1）细胞增生

> 毛细血管内增生：内皮和系膜细胞增生→毛细血管内增生性肾小球肾炎；系膜细胞增生和系膜基质增多→系膜增生性肾小球肾炎、IgA 肾病
>
> 毛细血管外增生：球囊壁层上皮细胞增生→新月体性肾小球肾炎

（2）毛细血管壁增厚（基膜增生及免疫复合物沉积）→膜性肾小球肾炎

（3）肾小球硬化→慢性硬化性肾小球肾炎

2.渗出性病变

血浆蛋白和中性粒细胞等炎细胞渗出。

3.变质性病变

毛细血管壁纤维素样坏死，常伴微血栓形成。

一、毛细血管内增生性肾小球肾炎

★**概述**

1.以肾小球毛细血管内皮细胞和系膜细胞弥漫性增生为特征。(急性弥漫性增生性肾小球肾炎)

2.多见于儿童，起病急，病因大多与链球菌感染有关。

3.电镜可见上皮下沉积的免疫复合物呈电子致密的小丘状

突起（驼峰）。

4. 免疫荧光检查见 IgG 和补体 C3 沿毛细血管壁呈颗粒状荧光。

5. 临床表现主要为急性肾炎综合征。

★病理变化和临床病理联系

1. 肉眼

双侧肾脏对称性弥漫性肿大，被膜紧张，表面光滑充血，呈红色或有小出血点，称大红肾、蚤咬肾。

2. 临床病理联系

（1）内皮细胞和系膜细胞增生、肿胀，炎细胞浸润→毛细血管管腔受压狭窄或阻塞→肾小球缺血 —肾小管重吸收正常→少尿或无尿

（2）毛细血管壁纤维素样坏死，通透性增加→血尿、蛋白尿→管型尿

（3）肾小球滤过率降低、钠水潴留→水肿、高血压

3. 结局

（1）一般预后较好，尤其是儿童。

（2）少数可缓慢进展为慢性肾小球肾炎，尤其是成人。

（3）极少数发展为新月体性肾小球肾炎。

二、新月体性肾小球肾炎（快速进行性肾小球肾炎）

★概述

1. 以肾球囊壁层上皮细胞增生和单核细胞渗出形成新月体为特征。(毛细血管外增生性肾小球肾炎)

2. 多数原因不明，多见于中青年。

3. 起病急、病情重、进展快、预后差。

4. 临床表现主要为快速进行性肾炎综合征。

★病理变化和临床病理联系

1. 肉眼

双侧肾脏呈对称性肿大，颜色苍白，可见散在出血点。

2. 临床病理联系

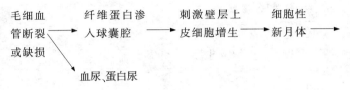

毛细血 ⟶ 纤维蛋白渗 ⟶ 刺激壁层上 ⟶ 细胞性 ⟶
管断裂　　入球囊腔　　皮细胞增生　　新月体
或缺损 ⟶

　　　　血尿、蛋白尿

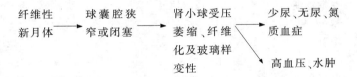

纤维性 ⟶ 球囊腔狭 ⟶ 肾小球受压 ⟶ 少尿、无尿、氮
新月体　　窄或闭塞　　萎缩、纤维　　质血症
　　　　　　　　　　化及玻璃样
　　　　　　　　　　变性 ⟶ 高血压、水肿

3. 结局

预后差，多数病人常因少尿、无尿、氮质血症而在数周或数月内死于尿毒症。

三、膜性肾小球肾炎

★概述

1. 以肾小球毛细血管基膜弥漫性增厚为特征，是临床上引起成人肾病综合征的最常见病理类型。

2. 好发于中老年人，男多于女，起病缓慢，病程较长。

3. 电镜可见上皮下免疫复合物沉积。

4. 免疫荧光检查见 IgG 和补体 C3 沿毛细血管壁呈弥漫颗粒状荧光。

5. 临床表现主要为肾病综合征。

★病理变化和临床病理联系

1. 肉眼

- 双肾肿大，颜色苍白，称为"大白肾"
- 晚期体积缩小，表面呈细颗粒状

2. 临床病理联系

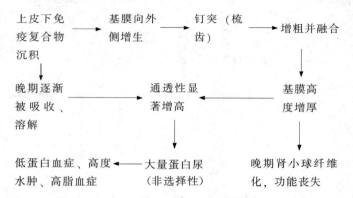

上皮下免疫复合物沉积 → 基膜向外侧增生 → 钉突（梳齿）→ 增粗并融合

晚期逐渐被吸收、溶解 → 通透性显著增高 ← 基膜高度增厚

基膜高度增厚 → 晚期肾小球纤维化，功能丧失

低蛋白血症、高度水肿、高脂血症 ← 大量蛋白尿（非选择性）← 通透性显著增高

3. 结局

多数逐渐出现慢性肾功能衰竭；部分患者预后较好，症状可缓解。

四、微小病变性肾小球肾炎

▲概述

1. 电镜下可见肾球囊脏层上皮细胞足突融合、消失（足突病）；在光镜下肾小球并无明显病变，但其肾小管上皮细胞内有大量脂质沉积（脂性肾病）。

2. 本病是引起儿童肾病综合征的最常见病理类型（出现选择性蛋白尿）。

3. 患者多为 2~8 岁儿童，起病缓慢。

4. 发病原因可能系肾小球毛细血管滤过膜电荷屏障破坏，使其通透性显著增加所致。

5. 90% 以上的患儿经肾上腺皮质激素治疗可以恢复。少数预后较差，反复发作而发展为慢性肾功能衰竭。

五、系膜增生性肾小球肾炎

★概述

1. 以肾小球系膜细胞增生和系膜基质增多，使系膜区增宽为特征。

2. 病变进一步发展可导致系膜硬化和肾小球硬化。

3. 免疫荧光可见 IgG 和 C3 沉积。

4. 常发生于青少年。

5. 临床表现多样性，可表现为无症状血尿、蛋白尿、慢性肾炎综合征和肾病综合征。

6. 慢性经过，病变轻者预后较好，约 30% 可发展为慢性肾衰。

六、IgA 肾病

★概述

1. 以肾小球系膜区 IgA 沉积为特征。最常见病变是系膜细胞增生，系膜基质增多，也可有新月体形成，或局灶性节段性增生及硬化病变。

2. 免疫荧光检查以系膜区多量 IgA 颗粒状沉积为主，常伴 C3 沉积。

3. 发病率较高，多见于儿童和青年，常于呼吸道、消化道或泌尿道感染后发病。

4. 临床表现主要为反复发作性血尿，多为肉眼血尿，少数为镜下血尿，可伴轻度蛋白尿。少数病人可出现肾病综合征。

5. 多呈慢性病程，部分病例可长期维持正常肾功能，部分病例则可发展为慢性肾功能衰竭。

七、慢性硬化性肾小球肾炎

▲概述

1. 以多数肾小球纤维化、玻璃样变性等硬化性病变为特征。

2. 是各种类型肾炎发展到晚期的共同表现，又称终末肾。

3. 是引起慢性肾功能衰竭的最常见病理类型。

4. 多见于成年人，呈慢性进行性经过，预后差。

5. 临床表现主要为慢性肾炎综合征。

★病理变化和临床病理联系

1. 肉眼

双肾呈对称性缩小，颜色苍白，质硬，表面呈弥漫性细颗粒状，称为继发性颗粒性固缩肾。

2. 临床病理联系

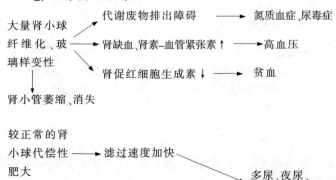

3. 结局

晚期患者常因尿毒症、心力衰竭、脑出血或继发感染而死亡。

第二节 肾盂肾炎

★概述

1. 是由细菌直接感染引起的，以肾盂和肾间质化脓性炎为特征的疾病，分为急性和慢性两种。

2. 多见于女性。

3. 主要有发热、腰痛、脓尿、菌尿、血尿以及膀胱刺激症状等。

▲病因及发病机制

肾盂肾炎主要由革兰阴性菌引起，最常见为大肠杆菌。

1. 上行性感染 (逆行性感染)

细菌性尿道炎 ⟶ 膀胱炎 ⟶ 肾盂、肾盏及 ⟶ 肾盂肾炎
肾间质

抵抗力 尿路梗阻、膀 膀胱、输尿
下降 胱功能障碍 管尿液反流

2. 血行感染 (下行性感染)

败血症、脓 ──细菌入血──> 肾实质 ⟶ 肾盂、肾盏 ⟶ 肾盂肾炎
毒血症 及肾间质

一、急性肾盂肾炎

★病理变化

1. 肉眼

- 肾脏肿大、充血
- 表面和切面散在分布大小不等的黄白色脓肿
- 切面常可见髓质内黄色条纹状化脓性病灶
- 肾盂黏膜充血、水肿及脓性渗出物

2. 临床病理联系

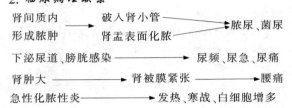

▲结局

1. 急性肾盂肾炎经及时、彻底的治疗可在短期内治愈。
2. 若治疗不彻底或尿路梗阻等诱因未消除可转变为慢性。

二、慢性肾盂肾炎

★病理变化

1. 肉眼

- 肾脏体积缩小，质地变硬
- 表面呈粗大不规则的凹陷性瘢痕
- 肾乳头萎缩，肾盏、肾盂变形，称为肾盂肾炎后固缩肾

2. 光镜

- 肾间质、肾盂纤维化和瘢痕形成，慢性炎症
- 肾小管多萎缩、消失，有的呈代偿扩张
- 严重时肾小球纤维化、玻璃样变性

如慢性肾盂肾炎双肾病变广泛而严重，最终可引起高血压、尿毒症等严重后果。

第三节 生殖系统常见疾病

一、慢性子宫颈炎

●概念

慢性子宫颈炎是指由病原微生物引起的子宫颈慢性非特异性炎症，临床主要表现为白带增多。

●病理变化

1. 子宫颈糜烂

- 真性糜烂——鳞状上皮坏死、脱落而形成表浅缺损（少见）
- 假性糜烂——颈管柱状上皮代替宫颈鳞状上皮，局部红色糜烂状（多见）
- 糜烂愈复——随后柱状上皮又可被化生的鳞状上皮所替代

如上述过程反复进行，则部分病例可通过非典型增生进展为子宫颈鳞癌。

2. 子宫颈息肉

慢性子宫颈炎刺激黏膜上皮、腺上皮及间质局限性增生而形成息肉状肿物。

3. 子宫颈肥大

慢性子宫颈炎刺激使局部持久充血、水肿、炎细胞浸润、腺体和结缔组织增生，致使子宫颈肥厚增大。

4. 子宫颈腺囊肿 (纳博特囊肿)

黏液腺腔阻塞、黏液潴留使腺腔扩张并形成小囊肿。

二、子宫颈癌

▲概述

1. 子宫颈癌是来源于子宫颈黏膜上皮或腺上皮的恶性肿瘤。

2. 常见阴道不规则流血、血性白带及接触性出血。

3. 发病可能与人类乳头状瘤病毒或Ⅱ型单纯疱疹病毒感染、早婚、早育等多种危险因素有关。

4. 以鳞状细胞癌最为常见（90%），腺癌较少，腺鳞癌极少。

▲子宫颈癌的发展过程

普通增生→非典型增生→原位癌→早期浸润癌→浸润癌

1. 子宫颈上皮内瘤变（CIN）

指上皮非典型增生至原位癌的连续过程。CINⅠ、Ⅱ级相当于轻、中度非典型增生，CINⅢ级相当于重度非典型增生及原位癌。

2. 早期浸润癌

指癌细胞突破基膜浸润到黏膜下间质的深度不超过 5mm。

3. 浸润癌

指癌组织明显浸润间质超过基底膜下 5mm 者。

肉眼分三型 { 糜烂型 / 外生菜花型 / 内生浸润型

▲扩散

{ 直接蔓延——向周围组织浸润生长 / 淋巴道转移——最为多见 / 晚期血道转移——常至肝和肺

三、子宫内膜增生症

●概述

1. 是指因卵巢排卵功能紊乱而引起的、以子宫内膜弥漫性异常增生为特点的功能性子宫出血病。

2. 多见于青春期和绝经期妇女。

3. 其发生机制如下图：

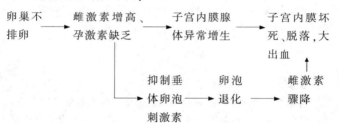

●病理变化

1. 肉眼

子宫内膜呈弥漫性增厚，表面光滑或伴息肉形成。

2. 光镜

子宫内膜增生可分为单纯型增生——复杂型增生——非典型增生三级，其发展为腺癌的危险性逐渐增大，可能存在由良性增生发展到非典型增生进而演变为腺癌的过程。

四、子宫内膜癌

●概述

1. 子宫内膜癌是来源于子宫内膜的恶性肿瘤，常发生在绝经期后。

2. 表现为白带增多及阴道不规则流血。

3. 可能与雌激素长期持续刺激有关。

●病理变化

1. 肉眼

分两型 { 局限型
         弥漫型

2. 光镜

最常见的是子宫内膜样腺癌，其次有腺鳞癌、腺棘皮癌。

●扩散

晚期可发生直接蔓延侵犯子宫周围组织，或经淋巴道、血道转移。

五、乳腺增生性病变

●概述

乳腺增生性病变可能系卵巢功能失调，雌激素分泌过多而长期刺激乳腺组织，使其发生过度增生所致。绝经前为发病高峰。

●病理变化

1. 乳腺增生性纤维囊性变

乳腺导管上皮增生——从轻度到重度的上皮增生及非典
          型增生
伴纤维囊性变——小导管扩张呈囊状
常伴部分上皮大汗腺化生
间质纤维组织增生伴淋巴细胞浸润
常累及双侧乳腺，多为多发性
乳腺内出现单个或多个肿块，形态不规则，界限不清，
          切面可见多数大小不等、含黄白色液体的囊肿

2. 乳腺非典型小叶增生

小叶终末导管及腺泡增生伴细胞异型性，容易发展为癌。

3. 乳腺硬化性腺病

小叶内导管上皮、腺上皮和肌上皮细胞增生伴明显的间质

纤维组织增生。

六、乳腺癌

▲概述

1. 是来源于乳腺导管上皮的恶性肿瘤。

2. 多见于 40~60 岁的老年女性，男性偶可发生。

3. 遗传、雌激素持续刺激和乳腺增生性病变伴非典型增生是发病的重要危险因素。

▲病理变化

1. 肉眼

最常发生在乳腺的外上象限，以单侧多见。

- 肿瘤大小不一，质地较硬
- 与周围组织分界不清，常呈蟹足状侵入邻近组织
- 切面灰白色或灰黄色
- 乳头下陷和橘皮样外观

2. 光镜

（1）非浸润癌（原位癌）

- 导管内原位癌——癌细胞仅局限于扩张的中、小导管内，而管壁基膜完整
- 小叶原位癌——癌细胞仅局限于受累小叶的管泡内，基膜完整，小叶结构尚存

（2）浸润性癌

- 浸润性导管癌——癌细胞破坏乳腺导管基膜侵入周围间质而呈浸润性生长
- 浸润性小叶癌——癌细胞破坏小叶内管泡基膜而侵犯间质，在纤维间质内的癌细胞常呈单行线状或条索状浸润

▲扩散

(1) 可直接侵入筋膜、胸肌、肋骨甚至胸腔。

(2) 淋巴道转移最常见，最早转移到同侧腋窝淋巴结，晚期可累及锁骨上、纵隔以及对侧腋窝淋巴结等。

(3) 晚期可经血道转移到肺、骨、肝、脑等部位。

七、前列腺增生症

● 概述

1. 以前列腺腺体和间质增生而致前列腺呈结节状肿大为特点。

2. 多见于 50 岁以上的老年男性。

3. 主要表现为排尿不畅和尿路梗阻。

4. 与雄激素减少、雌激素增多而引起前列腺内区各种固有组织成分增生有关。

八、前列腺癌

● 概述

1. 绝大多数是来源于前列腺外区腺泡导管上皮。

2. 主要发生在 60 岁以上的老年男性。

3. 晚期可有局部疼痛、排尿困难及血尿等症状。

4. 可能与雄激素刺激、遗传和环境因素有关。

5. 前列腺癌中 97% 为腺癌，并以高分化腺癌最多见。

6. 肿瘤可形成结节，境界不清，质地坚实，浅黄或灰白色。

7. 淋巴道、血道转移均常见，骨转移是前列腺癌的特征。

☞ 难点提示

1. 肾小球肾炎的临床表现和病理类型 （表 8-1）

表 8-1   肾炎类型与临床病理联系

常见肾小球肾炎类型	临床表现	综合征类型
毛细血管内增生性肾小球肾炎	起病急，有血尿、蛋白尿、水肿和高血压，可伴少尿和氮质血症	急性肾炎综合征
新月体性肾小球肾炎	起病急，严重血尿、蛋白尿，迅速出现少尿、无尿、氮质血症和急性肾衰	快速进行性肾炎综合征
膜性肾小球肾炎、微小病变性肾小球肾	"三高一低"：大量蛋白尿、低蛋白血症、严重水肿和高脂血症	肾病综合征
慢性硬化性肾小球肾炎	多尿、夜尿、低比重尿、高血压、贫血、氮质血症、慢性肾衰	慢性肾炎综合征
系膜增生性肾小球肾炎、IgA 肾病	血尿，可伴轻度蛋白尿，一般无肾炎的其他症状	无症状血尿、蛋白尿

2. 肾小球肾炎和肾盂肾炎的区别 （表 8-2）

表 8-2 肾小球肾炎和肾盂肾炎的区别

	肾小球肾炎	肾盂肾炎
病变部位	肾小球	肾盂和肾间质
病变性质	增生为主 (内皮、系膜、上皮细胞增生)	化脓性炎, 肾内散在大小不等脓肿
发病机制	变态反应性炎 (肾内循环免疫复合物沉积和原位免疫复合物形成)	细菌直接感染 (上行性和血源性感染)
临床症状	急性或慢性肾炎综合征和肾病综合征等	膀胱刺激症状、脓尿、菌尿等
治疗	免疫抑制剂	抗生素

3. 引起固缩肾的常见疾病 (表 8-3)

表 8-3 引起固缩肾常见疾病的病变与特点

	固缩肾名称	发生机制	肾脏特征
高血压晚期	原发性颗粒性固缩肾	入球动脉玻璃样变引起肾小球固缩	肾缩小, 表面细小颗粒
慢性硬化性肾小球肾炎	继发性颗粒性固缩肾	肾小球病变引起肾小球固缩	肾缩小, 表面细小颗粒
慢性肾盂肾炎	肾盂肾炎后固缩肾	肾间质纤维化引起肾小球纤维化固缩	肾缩小, 表面粗大不规则凹陷瘢痕
肾动脉粥样硬化	动脉粥样硬化性固缩肾	肾动脉开口处及主干粥样硬化造成肾梗死	肾缩小, 表面有凹陷瘢痕

第九章

常见神经及内分泌系统疾病

★掌握流行性脑脊髓膜炎及流行性乙型脑炎的概念、病理变化、临床病理联系

▲熟悉流脑、乙脑的病因、发病机制、结局和常见并发症

▲熟悉糖尿病的病理变化

●了解阿尔茨海默病、帕金森病

●了解糖尿病的分型、病因及发病机制

●了解弥漫性非毒性甲状腺肿、弥漫性毒性甲状腺肿

☞ 重点提示

第一节 流行性脑脊髓膜炎

★概述

流行性脑脊髓膜炎（流脑）是由脑膜炎双球菌引起的急性化脓性脑脊髓膜炎。患者多为儿童及青少年，在冬春季经呼吸道传播，可引起流行。

▲发病机制

细菌进入上呼吸道 → 多数引起上呼吸道炎症

细菌进入上呼吸道 → 少数细菌经上呼吸道黏膜侵入血流 → 败血症 → 病菌到达脑脊髓膜引起脑膜炎

★病理变化和临床病理联系

1. 肉眼

脑脊髓膜血管高度扩张充血，蛛网膜下腔充满灰黄色脓性渗出物，覆盖着脑沟、脑回。

2. 临床病理联系

(1) 蛛网膜血管明显扩张充血，蛛网膜下腔有大量中性粒细胞及纤维素 →

- 颅内压升高症状——头痛、喷射性呕吐、小儿前囟饱满等
- 脑脊液改变——压力升高、浑浊不清、含大量脓细胞、蛋白增多、糖减少

（2）炎症累及脊髓神经根周围的蛛网膜及软脊膜→脑膜刺激症状（颈项强直、角弓反张等）

（3）细菌及其毒素、败血症→发热、皮肤黏膜瘀点和瘀斑等全身性症状

3. 暴发型流脑

（1）多见于儿童，起病急骤，由内毒素引起中毒性休克和DIC。

（2）主要表现为周围循环衰竭，皮肤、黏膜大片紫癜。

（3）两侧肾上腺严重出血，肾上腺皮质功能衰竭，称为华-佛综合征，病情凶险，但脑膜病变轻微。

▲结局和并发症

1. 大多数可痊愈，病死率为 5%~10%。

2. 治疗不当，病变可由急性转为慢性，并可发生脑积水、颅神经麻痹等后遗症。

第二节　流行性乙型脑炎

★概述

1. 流行性乙型脑炎（乙脑）是乙型脑炎病毒（RNA 病毒）感染中枢神经系统所致的急性传染病。

2. 多在夏秋季流行，主要病变为中枢神经系统变质为主的炎症。

3. 本病起病急，病情重，死亡率高，多见于 10 岁以下儿童。

▲病因及传染途径

带病毒的
蚊叮咬导 ——→ 病毒血症 ——血脑屏障功能正常——→ 隐性感染
致病毒侵
入人体
————血脑屏障功能不全———→ 病毒侵入
中枢神经 ——→ 乙型脑炎
系统

★病理变化和临床病理联系

1. 肉眼

{ 脑膜充血，脑水肿明显
  以大脑皮质及基底核、视丘的病变最为严重，可见粟粒
  或针尖大小的半透明软化灶

2. 临床病理联系

(1) 神经细胞   ——→ 卫星现象   } 嗜睡、昏迷及颅
    变性坏死   ——→ 噬神经细胞现象   神经麻痹症状
               ——→ 镂空筛网状软化灶

(2) 血管变化和炎症 ——→ 血管周隙增宽，} 颅内压升高症
                     有炎细胞围绕   状及脑疝形成，
                     形成血管套   脑膜刺激症状
                                  和脑脊液改变
(3) 小胶质细胞弥漫   较轻
    性或灶性增生 ——→ 胶质细胞结节 }

(4) 病毒 ——→ 高热等全身性症状

▲结局和并发症

1. 多数患者经过治疗可痊愈。

2. 少数病变较重者，可出现痴呆、语言障碍、肢体瘫痪及颅神经麻痹等症状。

第三节 阿尔茨海默病

●概述

1. 阿尔茨海默病 (老年性痴呆、AD) 是以进行性痴呆为主要临床表现的大脑变性疾病，起病多在 50 岁以后。

2. 为进行性精神状态衰变，包括记忆（主要是近期记忆障碍）、智力、定向、判断能力、情感障碍和行为失常甚至发生意识模糊等。

3. 患者通常死于继发感染和全身衰竭。

4. 本病的发生与 β 淀粉样蛋白异常沉积、τ 蛋白异常磷酸化、载脂蛋白 E 基因异常、胆碱能神经递质代谢障碍等多种因素有关。

●病理变化

1. 肉眼

脑萎缩明显，脑回窄、脑沟宽，病变以额叶、顶叶及颞叶最显著。

2. 光镜

本病最主要的组织病变有：老年斑、神经原纤维缠结、颗粒空泡变性和 Hirano 小体等。

第四节 帕金森病

●概述

1. 帕金森病 (震颤性麻痹、PD) 是一种与纹状体、黑质多巴胺系统损害有关的脑变性疾病。

2. 多发生在 50~80 岁。

3. 临床表现为震颤、肌强直、运动减少、姿势及步态不稳、起步及止步困难、假面具样面容等。

4. 患者常死于继发感染或跌倒损伤。

5. 本病的发生与遗传、环境因素、氧化应激、兴奋性神经毒、老龄化、自身免疫及细胞凋亡等因素密切相关。

●病理变化

1. 肉眼

黑质和蓝斑脱色素是本病特征性的变化。

2. 光镜

黑质和蓝斑处的神经黑色素细胞丧失，残留的神经细胞中有 Lewy 小体形成。

第五节 糖尿病

▲概述

1. 糖尿病是一种体内胰岛素相对或绝对不足，或靶细胞对胰岛素敏感性降低，或胰岛素本身存在结构上的缺陷而引起的碳水化合物、脂肪和蛋白质代谢紊乱的一种慢性疾病。

2. 可引起组织或器官发生形态结构改变和功能障碍，并发酮症酸中毒、肢体坏疽、多发性神经炎、失明和肾功能衰竭等。

3. 临床特点是高血糖、糖尿、多饮、多食、多尿和体重减少，即"二高三多一少"。

● 分型及区别

1. 分型

{
1 型糖尿病 (胰岛素依赖型、Ⅰ型、幼年型糖尿病)
——约占糖尿病的 10%
2 型糖尿病 (非胰岛素依赖型、Ⅱ型、成年型糖尿病)
——约占糖尿病的 90%
}

2. 区别 (表9-1)

表9-1　　　　　　　　1 型与 2 型糖尿病的区别

	1 型	2 型
发病年龄	青少年	成年
病情	起病急，病情重，发展快	起病缓慢，病情较轻，发展较慢
胰岛 B 细胞	明显减少	正常或轻度减少
血中胰岛素	降低	正常、增多或降低
酮症	易出现	不易出现
治疗	依赖胰岛素	可不依赖胰岛素

▲ 病理变化

1. 胰岛病变

(1) 1 型糖尿病早期为非特异性胰岛炎，继之 B 细胞空泡变性、坏死、消失，使胰岛变小、萎缩、纤维组织增生。

(2) 2 型糖尿病后期 B 细胞减少，胰岛淀粉样变性，胰腺纤维化。

2. 血管病变

细小动脉玻璃样变性，大、中动脉发生粥样硬化或中层钙化。

3. 肾脏病变

早期肾脏体积增大，逐渐发生结节性和弥漫性肾小球硬化、肾小管变性萎缩、肾间质纤维化和炎细胞浸润、入球和出球动脉硬化、肾动脉粥样硬化、肾乳头坏死，造成肾功能衰竭。

4. 视网膜病变

微小动脉瘤、小静脉扩张，视网膜渗出、微血栓形成、出血或纤维组织增生、血管新生，易引起失明或合并白内障。

5. 神经系统病变

周围神经缺血性损伤、脑细胞广泛变性，出现各种症状。

6. 其他组织或器官

可出现病变和继发感染。

第六节　弥漫性非毒性甲状腺肿

● 概述

弥漫性非毒性甲状腺肿 (单纯性甲状腺肿) 是由于缺碘引起甲状腺素分泌不足，促甲状腺素 (TSH) 分泌增多，甲状腺滤泡上皮增生、胶质堆积而使甲状腺肿大，一般不伴甲状腺功能　亢进。

● 病理变化

1. 增生期

甲状腺弥漫性对称性肿大

滤泡上皮增生呈立方或低柱状

伴小滤泡和小假乳头形成

胶质较少，间质充血

2. 胶质贮积期

甲状腺弥漫性、对称性显著增大，切面呈胶冻状

滤泡腔高度扩大，大量胶质贮积，上皮变扁平

3. 结节期

甲状腺呈不对称结节状增大，结节大小不一，无完整包膜

切面可有出血、坏死、囊性变、钙化和瘢痕形成

部分滤泡为增生期，可形成小滤泡

部分上皮为胶质贮积期，间质纤维组织增生、间隔包绕

滤泡，形成结节状病灶

第七节 弥漫性毒性甲状腺肿

●概述

1. 弥漫性毒性甲状腺肿 (甲状腺功能亢进症、甲亢) 是指血中甲状腺素过多，作用于全身各组织所引起的临床综合征。

2. 主要表现为甲状腺肿大，基础代谢率和神经兴奋性升高，如心悸、多汗、烦热、潮汗、脉搏快、手震颤、多食、消瘦、乏力和突眼等。

3. 本病的发生与自身免疫有关。

●病理变化

1. 肉眼

甲状腺弥漫性对称性均匀增大，切面灰红。

2. 光镜

滤泡上皮呈立方状或呈高柱状增生，有的伴乳头形成

胶质稀薄或不见胶质，周边有吸收空泡

间质血管丰富、充血，有较多淋巴细胞浸润

3. 其他

- 全身淋巴组织增生
- 心脏肥大，心肌可有坏死及纤维化
- 肝细胞变性坏死及纤维化
- 眼球突出

☞ 难 点 提 示

乙脑与流脑比较（表9-2）

表9-2 乙脑与流脑比较

	乙脑	流脑
病因	乙型脑炎病毒	脑膜炎双球菌
传播途径	蚊虫叮咬	呼吸道
病变部位	脑和脊髓实质	脑膜和脊髓膜
病变性质	变质性炎	化脓性炎
发病季节	夏秋季	冬春季
病理变化	神经细胞变性坏死，筛状软化灶，胶质细胞增生，血管变化和炎症反应	蛛网膜下腔充满灰黄色脓性渗出物，内含有大量中性粒细胞、纤维素
症状	脑膜刺激症状和脑脊液改变较轻	有明显脑膜刺激症状及脑脊液改变

第十章

常见传染病及寄生虫病

★掌握结核病的基本病变、转归及肺结核病

★掌握伤寒、菌痢、阿米巴病、血吸虫病的病变特点和临床病理联系

▲熟悉结核病的病因及发病机制

▲熟悉伤寒、菌痢、阿米巴病、血吸虫病的病因、发病机制

●了解肺外结核

●了解性传播性疾病、深部真菌病、流行性出血热、钩端螺旋体病

☞ 重点提示

第一节 结核病

★概述

结核病是由结核杆菌引起的一种慢性感染性肉芽肿性炎，可见于全身各器官，以肺结核最常见。

▲病因和发病机制

1. 病因

病原菌是结核杆菌 (人型和牛型)。

2. 传播途径

主要经呼吸道 (95%)，少数经消化道，极少数经皮肤伤口。

3. 发病机制

(1) 结核杆菌的致病性主要是由菌体和细胞壁内某些成分所决定，这些成分主要有脂质、蛋白和多糖类。

(2) 结核病的发生、发展取决于机体免疫力和超敏反应的强弱，以及感染细菌的数量及其毒力大小。

(3) 免疫反应和超敏反应 (Ⅳ型) 常同时发生或相伴出现。

★基本病变

1. **渗出为主** ⎰ 发生条件——早期或机体抵抗力低下、菌量多、毒力强或变态反应较强时
　　　　　　　 ⎱ 病变——浆液性或浆液纤维素性炎，好发于肺、浆膜、滑膜和脑膜

2. **增生为主** ⎰ 发生条件——细菌量少、毒力较低或机体细胞免疫反应较强时
　　　　　　　 ⎱ 病变——类上皮细胞、朗汉斯巨细胞、淋巴

细胞、少量成纤维细胞构成结核结节，典
型者中央有干酪样坏死

3. 变质为主

发生条件——菌量多、毒力强、机体抵抗
力低或变态反应强烈时

病变——淡黄色、均匀细腻，质地较实，
状似奶酪，称为干酪样坏死。光
镜下为红染无结构的颗粒状物

★发展和结局

1. 转向愈合

(1) 吸收消散
为渗出性病变的主要愈合方式，也见于较
小的干酪样坏死及增生性病灶
临床上称为吸收好转期

(2) 纤维化、纤
维包裹及
钙化
增生性病变和小的干酪样坏死灶，可逐渐
纤维化，最后形成瘢痕而愈合
较大的干酪样坏死灶周边纤维组织增生包
裹，坏死物逐渐干燥浓缩，并有钙盐
沉积
临床称为硬结钙化期

2. 转向恶化

(1) 浸润进展
病灶周围出现渗出性病变，并继发干酪样坏死
临床上称为浸润进展期

(2) 溶解播散
干酪样坏死物液化，形成的半流体物质经自然管道排
出，致局部形成空洞
临床称为溶解播散期

一、原发性肺结核病

★概述

是指第一次感染结核杆菌所引起的肺结核病，多发生于儿童，又称儿童型肺结核病。

★病变特点

原发综合征

{ 肺内原发病灶（上叶下部或下叶上部近胸膜）
  结核性淋巴管炎
  肺门淋巴结结核

X 线呈哑铃状阴影

★发展和结局

1. 愈合

{ 小病灶（95%）——可吸收、纤维化、纤维包裹、钙化
  支气管淋巴结结核病——经治疗后纤维包裹和钙化

2. 恶化

{ 病灶扩大
  淋巴道播散——结核菌经淋巴达气管分叉处、气管旁、纵
                隔、锁骨上下及颈后淋巴结，亦可逆流
  血道播散 { 经肺静脉→全身粟粒性结核或肺外结核
            经肺动脉→肺粟粒性结核
  支气管播散——较少见

二、继发性肺结核病

★概述

指再次感染结核杆菌所引起的肺结核病，多见于成人，又称成人型肺结核病。

★病变特点

1. 病变多始发于肺尖部。

2. 易发生干酪样坏死，坏死灶周围常形成结核结节。

3. 病程较长，病情复杂，时好时坏；病变有时以增生为主，有时以渗出、坏死为主，新旧病变交杂存在；临床类型多样。

★类型和临床病理联系（表 10-1）

表 10-1　　　　　　　继发性肺结核的类型及临床病理联系

类型	病变特点	临床特点	结局
局灶型肺结核	肺尖（右肺多），病灶境界清楚，增生为主	一般无症状，X线可见肺尖单个或多个边界清楚的阴影	自愈或发展为浸润型肺结核
浸润型肺结核	肺尖部或锁骨下，渗出为主，中央有干酪样坏死	常有低热、疲乏、盗汗、咳嗽和咯血等症状，X线可见锁骨下模糊的云絮状阴影	痊愈或恶化或转为慢性
慢性纤维空洞型肺结核	肺内有一个或多个厚壁空洞，并有新旧不一、类型不同的病灶	结核中毒症状，病程长，时好时坏，X线可见厚壁空洞	积极治疗空洞可愈合，恶化者可发生肺心病、大咯血等
干酪样肺炎	广泛的干酪样坏死和大量浆液纤维素渗出	起病急剧，病情危重，中毒症状明显	不及时治疗可迅速死亡
结核球	纤维包裹的孤立的境界分明的球形干酪样坏死灶，直径 2~5cm	临床多无症状，X线需与肺癌鉴别	有恶化进展的可能
结核性胸膜炎	湿性为浆液纤维素性炎，干性为增生性炎	胸腔积液或胸膜粘连	吸收或纤维化导致胸膜增厚

三、血源性结核病

● **类型和临床病理联系**

1. 急性全身粟粒性结核病

(1) 结核菌大量侵入肺静脉分支，经左心至体循环，播散到全身各器官，如肺、肝、脾和脑膜等处，引起急性全身性粟粒性结核病。

(2) 各器官内均匀密布大小一致、灰白色、圆形、境界清楚的小结节。

(3) 镜下主要为增生性病变，病情危重。

2. 慢性全身性粟粒性结核病

(1) 是急性期病变迁延或细菌少量反复多次经肺静脉入血而致，可见增生、坏死及渗出性病变。

(2) 病程长，成人多见。

3. 急性肺粟粒性结核病

(1) 是急性全身性粟粒性结核病的一部分，或细菌经静脉入右心所致，肺表面和切面密布灰黄或灰白色粟粒大小结节。

(2) 起病急骤，有严重的结核中毒症状。

4. 慢性肺粟粒性结核病

(1) 由肺外某器官的结核病灶内的结核杆菌间歇入血所致。

(2) 病程较长，病变新旧、大小不一，病变以增生性改变为主。

四、肺外器官结核病

(一) 肠结核

● **类型和临床病理联系**

肠结核病包括原发性和继发性肠结核病两型，以回盲部为其好发部位（约占 85%）。继发性肠结核分为：

1. 溃疡型

（1）结核杆菌首先侵入肠壁淋巴组织，发生干酪样坏死，病变处黏膜破溃、脱落，形成边缘不整齐、较浅、与肠管长轴垂直的环状或半环状溃疡。

（2）溃疡愈合后常因瘢痕收缩而致肠腔狭窄。

（3）临床上有腹痛、腹泻与便秘交替、营养不良和结核中毒症状。

2. 增生型

（1）肠壁内有结核性肉芽组织及大量纤维组织增生，肠壁高度增厚、变硬、肠腔狭窄。

（2）常有慢性不全性肠梗阻，右下腹可触及包块。

（二）结核性腹膜炎

● 类型

1. 干型

腹膜有大量纤维素渗出，机化后引起广泛粘连。

2. 湿型

腹腔内有大量草黄色浆液性腹水，亦可为血性腹水。

（三）结核性脑膜炎

● 概述

1. 多见于儿童，常由血道播散所致。

2. 病理变化以脑底最为明显。

3. 蛛网膜下腔内有多量灰黄色浑浊胶冻样渗出物。

4. 病变严重者可累及脑皮质引起脑膜脑炎。

5. 部分可引起脑积水。

（四） 肾结核病

●概述

1. 主要由血道播散而来，男性多见。

2. 病变开始于肾皮髓质交界处或乳头体内。

3. 结核结节和干酪样坏死形成后，易形成结核性空洞。

4. 常伴输尿管、膀胱结核，致输尿管狭窄、阻塞，引起肾盂积水和积脓。

（五） 生殖系统结核病

●概述

1. 男性主要见于附睾。

2. 女性以输卵管结核多见，可引起不孕症。

（六） 骨与关节结核

●类型和临床病理联系

1. 骨结核病

第 10 胸椎至第 2 腰椎多见，分两型：

干酪样坏死型——可形成"冷脓肿"。脊椎骨病变引起脊柱后凸畸形，重者可压迫脊髓，引起下肢截瘫。

增生型——较少见，在病变骨组织中可见多个结核结节，骨小梁逐渐被侵蚀、吸收而消失。

2. 关节结核病

（1）髋、膝、踝、肘等处大关节多见，常继发于骨结核，由骨骺或干骺端处干酪样坏死累及关节软骨及滑膜所引起。

（2）炎症波及周围软组织可使关节明显肿胀，由于大量纤维组织增生，充填关节腔，致使关节强直。

第二节　伤　寒

★概述

1. 伤寒是由伤寒杆菌引起，经消化道传染。

2. 主要病变为全身单核巨噬细胞系统的增生性炎，尤以回肠末端淋巴组织的病变最为明显。

▲病因和发病机制

伤寒杆菌 $\longrightarrow$ 胃 $\xrightarrow{\text{菌多，抵抗力低}}$ 小肠壁淋巴组织生长繁殖 $\xrightarrow{\text{经血液}}$ 全身单核

巨噬细胞内繁殖 $\xrightarrow{\text{细菌及毒素入血}}$ 败血症 $\longrightarrow$ 细菌在胆囊内繁殖 $\longrightarrow$

小肠 $\longrightarrow$ 肠壁淋巴组织超敏反应 $\longrightarrow$ 肠黏膜坏死，溃疡形成

★病理变化与临床病理联系

1. 基本病变为急性增生性炎（伤寒肉芽肿）

(1) 增生的巨噬细胞吞噬伤寒杆菌、红细胞、淋巴细胞及细胞碎片等，称为伤寒细胞。

(2) 大量伤寒细胞聚集成境界清楚的结节状病灶，称为伤寒肉芽肿，具有病理诊断价值。

2. 肠道病变

(1) 病变部位:回肠下段集合淋巴小结和孤立淋巴小结。

(2) 病变分期（四期，每期约 1 周）

髓样肿胀期——淋巴组织内形成伤寒肉芽肿而肿胀，凸出于黏膜表面，呈椭圆形如脑回样隆起

坏死期——肿胀处肠黏膜坏死

溃疡期——坏死黏膜组织因溶解、液化而脱落，形成溃疡，椭圆形及小圆形，其长轴与肠管长轴平行
愈合期——溃疡底部有肉芽组织增生，填补肠壁缺损而愈合

（3）临床表现

全身中毒症状如高热、腹部胀痛、便秘或腹泻
少数合并肠穿孔或肠出血

3. 其他病变

（1）肠系膜淋巴结、肝、脾有伤寒肉芽肿形成→肝、脾、淋巴结肿大。

（2）骨髓内巨噬细胞增生、压迫及伤寒杆菌的毒素作用→血中中性粒细胞减少。

（3）心脏因细菌毒素致心肌细胞水肿或坏死，迷走神经兴奋→相对缓脉。

（4）皮肤因细菌栓塞局部出现淡红色小斑丘疹→玫瑰疹。

（5）膈肌、腹直肌凝固性坏死→肌肉疼痛和皮肤知觉过敏。

第三节 细菌性痢疾

★概述

细菌性痢疾是由痢疾杆菌引起，经消化道传播的肠道传染病，病变特点是肠道纤维素性炎，最多见于乙状结肠及直肠。

▲病因和发病机制

1. 菌痢可由福氏、宋内氏、鲍氏和志贺氏四种痢疾杆菌引起，均可产生内毒素，志贺氏菌还可产生外毒素。

2. 当入侵的病菌数量多、毒力强或机体因慢性病、暴饮暴食、过度劳累而抵抗力降低时，则易患病。

★病理变化和临床病理联系

1. 急性细菌性痢疾

（1）病理变化

早期急性卡他性炎（黏液分泌亢进、黏膜充血、水肿、中性粒细胞浸润和点状出血）$\xrightarrow{\text{1~2天后}}$ 假膜性炎（纤维素、坏死组织、中性粒细胞、红细胞及细菌）$\xrightarrow{\text{1周后}}$ 假膜脱落 $\longrightarrow$ 地图状溃疡 $\longrightarrow$ 肉芽组织及黏膜上皮增生修复。

（2）临床病理联系

①炎症介质刺激使肠管平滑肌痉挛、肠蠕动加强→腹痛、腹泻、肠鸣音亢进。

②炎症刺激肛门括约肌及直肠壁内神经末梢→里急后重和排便次数增多。

③黏液分泌亢进、黏膜上皮变性坏死及假膜溶解、脱落伴出血→黏液脓血便。

2. 慢性细菌性痢疾

病程超过2月，肠道病变反复发作，新旧交杂，长期导致肠壁不规则增厚、变硬，肠腔狭窄，息肉形成。

3. 中毒性菌痢

（1）多见于2~7岁儿童。

（2）其特点是发病快、全身中毒症状明显，常伴中毒性休克或呼吸衰竭，表现为高热、惊厥、昏迷，而腹痛、腹泻等肠道症状不明显。

第四节 阿米巴病

★概述

阿米巴病是由溶组织内阿米巴原虫引起的寄生虫病，主要病变是滋养体引起的肠道液化性坏死。

▲病因和发病机制

1. 传染源是慢性阿米巴病患者或包囊体携带者。

2. 食入含包囊体的食物或饮水而感染。

3. 包囊体→小肠→小滋养体→大滋养体→产生病变。

4. 发病机制可能与机械性损伤、接触溶解性杀伤、细胞毒作用、免疫抑制与逃避等有关。

★病理变化和临床病理联系

1. 肠阿米巴病

(1) 病变部位：主要位于盲肠、升结肠。

(2) 病理变化

①急性期病变

- 早期肠黏膜表面散布灰黄色、点状坏死区或浅表溃疡
- 以后滋养体侵入疏松的黏膜下层，形成大小不等、圆形或卵圆形、口小底大的烧瓶状溃疡，具有诊断意义
- 溃疡间黏膜大致正常

②慢性期病变

- 病变多样，肠壁坏死、溃疡
- 肉芽组织增生及瘢痕形成，可形成息肉
- 新旧病变交替出现，导致肠壁增厚或肠腔狭窄

(3) 临床表现：右下腹痛、腹泻及果酱样黏液血便。

2. 肠外阿米巴病

(1) 阿米巴肝脓肿

- 是最常见的肠外阿米巴病
- 滋养体可经门静脉或直接侵入肝，以肝右叶多见
- 引起局部组织坏死、液化而形成脓肿，脓液呈红棕色果酱样，脓肿壁呈破棉絮状
- 长期发热，伴右上腹痛、肝大压痛、全身乏力、消瘦及黄疸

（2）阿米巴肺脓肿

{ 较少见，多由阿米巴肝脓肿直接蔓延致肺，常位于右肺下叶
 脓肿多为单个，大小不等
 脓肿破入支气管，可咳出红棕色的痰液

（3）阿米巴脑脓肿

{ 更少见，滋养体经血道侵入脑组织所致
 病灶常位于大脑半球
 有发热、头痛、恶心等神经系统症状

第五节　血吸虫病

★概述

1. 由血吸虫寄生于人体引起的寄生虫病。

2. 在我国是日本血吸虫病流行。

3. 本病的病变包括由尾蚴、童虫、成虫及虫卵引起的多种组织损伤，其中以虫卵沉积引起肠、肝、脾等脏器的病变最为重要。

▲血吸虫的生活史

虫卵随粪便排出入水 ——→ 毛蚴 —虹螺→ 尾蚴 —入水→ 人畜接触疫水时 ——→ 尾蚴钻入皮肤或黏膜 —经小静脉或淋巴管入血→ 童虫 ——→ 右心、肺、全身 —肠系膜静脉→ 成虫 ——→ 产卵 ——→ 沉积于肝、肠壁内 ——→ 随粪便排出体外

★病理变化

1. 尾蚴性皮炎

发生于尾蚴入侵的局部，皮肤红色小丘疹或荨麻疹，奇痒，持续数日后可自然消退。

2. 童虫引起的肺部病变

童虫至肺引起相应肺部充血、出血、水肿、嗜酸性粒细胞和巨噬细胞浸润、血管炎和血管周围炎。患者可出现发热、咳嗽和咳血丝痰等症状。

3. 成虫引起的病变

引起门静脉系统的静脉内膜炎、静脉周围炎、血栓形成或栓塞；机体轻度贫血；肝、脾内单核巨噬细胞增生肿大；死亡虫体周围组织坏死，并有多量嗜酸性粒细胞浸润。

4. 虫卵引起的病变

(1) 急性虫卵结节

> 肉眼——病灶为灰黄色，结节状，粟粒至黄豆大小
> 光镜——结节中央为数个成熟虫卵，其表面有红染、均质、放射状火焰样物质，周围是一片无结构坏死区和大量变性、坏死的嗜酸性粒细胞，酷似脓肿，称嗜酸性脓肿

(2) 慢性虫卵结节

> 类似结核结节的异物肉芽肿——假结核结节
> 结节中央是卵壳碎片或钙化的死卵，周围有异物巨细胞、上皮样细胞、淋巴细胞和成纤维细胞

★主要脏器病变与结局

1. 肠道病变

(1) 虫卵主要沉积在直肠、乙状结肠和降结肠。

(2) 早期肠黏膜充血、水肿，散布直径约 0.5~1mm、灰黄或黄白色结节，有时黏膜坏死脱落形成浅表溃疡。

(3) 晚期因虫卵反复沉积，不断出现溃疡、纤维化使肠壁增厚、变硬或息肉状增生，重者可有肠腔狭窄与梗阻，甚至可癌变。

2. **肝脏病变**

（1）虫卵主要沉积在汇管区门静脉分支内。

（2）早期肝脏轻度肿大，表面或切面上有灰白或灰黄色、粟粒或绿豆大小结节（急性虫卵结节）。

（3）晚期肝脏体积缩小、质地变硬、表面变形不平，有沟纹和粗大结节，纤维结缔组织沿门静脉分支周围增生呈树枝状分布，故称干线型或管道型肝硬化，引起窦前性的门静脉高压，在临床上较早出现腹水、巨脾和食管下端静脉曲张等体征。

第六节　钩端螺旋体病

● **概述**

1. 由钩端螺旋体引起的自然疫源性急性传染病。

2. 主要寄生于鼠、猪等动物体内。

3. 当人接触污染的水、农作物或食物后，钩体通过破损皮肤或侵入消化道黏膜感染人体。

4. 发病机制可能与钩体毒素有关。

● **病理变化和临床病理联系**

1. **基本病变**

全身毛细血管的中毒性损伤，引起不同程度血液循环障碍和出血，出现广泛实质脏器变性、坏死，导致严重的功能障碍。

2. **病程为三期**

（1）早期为钩体血症及毒血症期（发病后 1~3 天）：此期无明显形态学变化，但表现有发热、乏力、头痛、全身酸痛（尤其腓肠肌痛）、淋巴结肿大、眼结膜充血、皮疹等症状。

（2）中期为钩体血症及毒血症伴器官损伤期（发病后 4~10 天）：严重者有肺、肝、肾、脑等各脏器组织损伤和功能异常，病人常于此期死亡。

(3) 后期为恢复期（发病后 2~3 周）：机体出现抗感染免疫反应，逐渐杀灭钩体，恢复健康。少数患者有后遗症。

第七节　流行性出血热

●概述

1. 由汉坦病毒引起的自然疫源性急性传染病。

2. 鼠类是最主要的宿主和传染源。

3. 可经呼吸道、消化道或直接接触皮肤黏膜伤口而感染人体。病毒还可经胎盘感染胎儿。

4. 发病机制可能与病毒血症及免疫损伤有关。

●基本病变和临床病理联系

1. 基本病变

为全身小血管的出血性炎症，表现为小动脉、小静脉及毛细血管内皮细胞肿胀、变性、脱落及血管壁纤维素样坏死，导致肾上腺、垂体前叶、心、肾等器官的出血性变化。

2. 临床表现

发热、出血、休克及急性肾功能衰竭等。

3. 病程分五阶段

①发热期；②低血压休克期；③少尿期；④多尿期；⑤恢复期。

第八节　性传播性疾病

性传播性疾病（STD）是指通过性行为而传播的一类疾病。

一、 淋病

● 概述

1. 由淋球菌引起的最常见的 STD，20~24 岁青年人最常见。

2. 淋球菌传染性极强，是寄生于人体的革兰阴性双球菌，主要通过性交直接传染，也可因接触污染的毛巾、衣裤、浴盆及分娩时新生儿接触产道分泌物等间接感染。

3. 淋球菌主要侵犯泌尿生殖系统。

● **基本病变和临床病理联系**

1. 基本病变是泌尿生殖器官的急性化脓性炎。

2. 男性病变从前尿道开始，随后病变逆行蔓延到后尿道，引起前列腺、精囊和附睾的急性化脓性炎；反复发作可导致尿道狭窄或男性不育。

3. 女性病变累及外阴、阴道腺体、尿道及子宫颈。

4. 临床表现为尿道口充血、水肿、脓性渗出物。

二、 尖锐湿疣

● 概述

1. 此由人类乳头状瘤病毒 (HPV) 引起的 STD，多见于 20~40 岁的青壮年。

2. HPV 在人体潮湿、温暖的黏膜与皮肤交界处的组织内易于复制繁殖，故外阴、阴茎、肛周最易受染。

3. 主要通过性接触直接传染。

● **基本病变和临床病理联系**

1. 主要特征是外生殖器良性增生性疣状病变。

2. 男性好发部位是阴茎冠状沟、龟头、包皮系带、尿道口或肛门附近；女性多见于阴蒂、阴唇、会阴部及肛周。

3. 病变初起为小而尖的突起，如鸡冠的尖部，逐渐扩大，表面凹凸不平，呈疣状颗粒，有时融合成鸡冠或菜花状，色淡红或暗红，质软。

4. 光镜下表皮呈疣状或乳头状瘤样增生，表皮突增粗延长，偶见核分裂；角质层轻度增厚，几乎全为角化不全细胞；棘层肥厚，出现有诊断意义的凹空细胞。

5. 上述病变常持续存在或反复发作，刺激局部，有瘙痒、烧灼感等不适。本病有癌变可能。

三、梅毒

● **概述**

梅毒是由梅毒螺旋体引起的 STD，传染源是梅毒病人，95%以上通过性交传播，少数因输血、接吻等传播，亦可经胎盘感染胎儿(先天性梅毒)。

● **基本病变**

1. 闭塞性动脉内膜炎和小血管周围炎

小血管周围始终有浆细胞的出现是本病的特点之一，这些病变可见于各期梅毒。

2. 树胶样肿

为梅毒的特征性病变。病灶呈灰白色，质韧而有弹性，如树胶。光镜下结构似结核结节，中央为凝固性坏死，类似干酪样坏死，但坏死不彻底而尚存弹力纤维；坏死灶周围有少量类上皮细胞和朗汉斯巨细胞，而淋巴细胞和浆细胞较多，并伴有闭塞性动脉内膜炎和血管周围炎。树胶样肿最后瘢痕收缩导致器官变形，但绝少钙化。树胶样肿仅见于第三期梅毒。

● **后天性梅毒**

1. 第一期梅毒

（1）病原体侵入人体约 3 周后，在入侵局部如男性阴茎冠状沟、龟头，女性外阴、阴唇、子宫颈等出现单个、圆形或椭圆形硬结、糜烂或溃疡病变，直径约 1cm，色如牛肉，边缘隆起，无痛硬实，称硬性下疳。

（2）光镜下见溃疡底部有闭塞性动脉内膜炎和小血管周围炎。

（3）1 月左右多自然消退，但体内螺旋体仍继续繁殖。

2. 第二期梅毒

（1）下疳发生后 8~9 周发病，引起全身皮肤、黏膜的梅毒疹，以及阴茎、肛周的扁平湿疣。

（2）光镜下仍见闭塞性动脉内膜炎和血管周围炎，病灶内可找到螺旋体，故此期传染性强。

（3）梅毒疹可自行消退，但不治疗则数年后发展为第三期。

3. 第三期梅毒

（1）常发生于感染后 4~5 年，病变可累及多个脏器，最常发生于心血管，其次为中枢神经系统，再次为肝、骨及睾丸等器官。

（2）各脏器内均在血管炎、树胶样肿基础上经纤维化导致严重的结构破坏及功能障碍。

● **先天性梅毒**

先天性梅毒包括早发性（胎儿或 2 岁内婴幼儿）和晚发性（2 岁以上幼儿）两种。

四、艾滋病

● **概述**

1. 艾滋病是获得性免疫缺陷综合征（AIDS）的简称，是由人免疫缺陷病毒（HIV）所引起的以全身性严重免疫缺陷为主要特征的致命性传染病。70%的 HIV 通过性接触传播，其次有血道传播、胎盘传播等。

2. 病变特征

病毒侵犯、破坏大量 CD₄⁺ T 细胞，使免疫功能严重缺陷
继发机会性感染
伴发肿瘤

●病理变化

1. 淋巴组织的形态变化

（1）早期：全身浅表淋巴结肿大，光镜下淋巴结为反应性增生。随后淋巴细胞减少或消失，伴小血管增生。有时滤泡间区可见华-芬多核巨细胞，其细胞核多达上百个。

（2）晚期：淋巴结内 T、B 淋巴细胞几乎消失殆尽，常由巨噬细胞、浆细胞替代，并伴纤维组织增生及玻璃样变。

2. 继发感染

混合性机会感染是本病的特征之一，即继发多种在正常人体不致病的病原体感染。机会性致病范围广，包括原虫、真菌、细菌、病毒等，50%的病例有卡氏肺囊虫感染，也可引起多重混合性感染。病变累及中枢神经、呼吸、消化等多器官系统，感染部位因免疫缺陷而炎症反应轻微或不典型。

3. 继发肿瘤

（1）卡波西肉瘤：来源于血管内皮细胞。约有 1/3 的 AIDS 患者继发皮肤、口腔及胃黏膜、肝等部位的卡波西肉瘤。

（2）淋巴瘤：非霍奇金淋巴瘤（NHL）在 AIDS 病人中有较高发病率。

第八节 深部真菌病

●概述

真菌引起的疾病称为真菌病。近年来由于广谱抗生素、肾上腺皮质激素、免疫抑制剂和抗肿瘤药物的大量应用，真菌感染有明显增长，特别是 AIDS 的流行，真菌病成为 AIDS 患者重要和常见的机会性感染。深部真菌病侵犯皮肤深层和内脏，如肺、脑、消化道等器官，危害性较大。

●发病机制

真菌的致病作用可能与真菌在体内繁殖引起的机械性损伤以及产生的酶类、酸性代谢产物有关。真菌的致病力一般较弱，与致病力有关的因素是感染的数量、毒力、感染途径和机体免疫状态。只有当机体抵抗力降低时真菌才能侵入组织，大量繁殖引起疾病。因此，深部真菌病多有诱发因素存在。

●常见病理变化

1. 轻度非特异性炎

主要见于隐球菌引起的脑的囊腔性病变，病灶中仅有少数淋巴细胞、单核细胞浸润。

2. 化脓性炎

见于假丝酵母菌病、曲菌病、毛霉菌病时，病灶中有大量中性粒细胞浸润形成小脓肿。

3. 坏死性炎

多见于毛霉菌、曲菌等机会性感染，可出现大小不等的坏死灶，常有明显出血，而炎细胞相对较少。

4. 肉芽肿性炎

有结核样肉芽肿形成，常与化脓性病变同时存在。

5. 真菌性败血症

真菌进入血流引起全身播散性感染，累及多数脏器，常是患者致死的原因。

6. 血栓性病变

多见于毛霉菌病时真菌侵入血管后，可引起血管的炎症并形成血栓。

☞ 难 点 提 示

1. 梅毒树胶样肿与结核结节有何不同？

两者均为肉芽肿性炎。

(1) 肉眼：树胶样肿为灰白色，韧而有弹性，如同树胶，大者数厘米，小者仅在镜下能见。结核结节为三四个融合成较大结节时肉眼才能见到，特点为粟粒大小，灰白色，半透明，境界分明，结节内有明显干酪样坏死时略带黄色。

(2) 镜下：树胶样肿颇似结核结节，但干酪样坏死没结核结节彻底，可见血管轮廓，上皮样细胞与朗汉斯巨细胞较少；树胶样肿易发生纤维化及瘢痕形成，瘢痕收缩使器官变形，但很少发生钙化，这些都是与结核结节的重要区别点。

2. 原发性肺结核与继发性肺结核的区别 (表 10-2)

表 10-2　　原发性肺结核与继发性肺结核的区别

	原发性肺结核病	继发性肺结核病
结核杆菌感染	初次	再次
发病人群	儿童	成人
机体对结核菌的反应性	先无免疫力，病程中逐渐产生	有一定免疫力
病理特征	原发综合征	病变多样，新旧病灶并存，较局限
起始病灶	上叶下部或下叶上部近胸膜处	肺尖部
主要播散途径	多为淋巴道或血道	多为支气管
病程	短，大多自愈	长，波动性，多需治疗

3. 比较常见肠道传染病的溃疡特点 (表 10-3)

表 10-3　　五种肠道传染病溃疡特点的比较

	溃疡部位	溃疡特点
肠伤寒	回肠末端淋巴组织	圆或卵圆形，长轴与肠长轴平行
肠结核	多数位于回盲部，其次为升结肠	不规则半环状，长轴与肠长轴垂直
菌痢	主要位于乙状结肠与直肠	不规则地图状，多较表浅
肠阿米巴病	主要位于盲肠、升结肠，其次为乙状结肠、直肠	口小底大烧瓶状
肠血吸虫病	全结肠，尤以乙状结肠及直肠明显	浅表不规则小溃疡

4. 比较血吸虫肝硬化与门脉性肝硬化 (表 10-4)

表 10-4　　　血吸虫肝硬化与门脉性肝硬化的比较

	血吸虫性肝硬化	门脉性肝硬化
肝表面	沟纹状隆起或呈粗大结节	细小结节
纤维化部位	汇管区门静脉分支周围明显	随坏死区分隔肝小叶
门脉高压属性	窦前性，门脉高压出现早	窦后性，门脉高压出现稍晚
假小叶	常无	多见
肝细胞变性坏死	少	多见

5. 比较细菌性痢疾与阿米巴痢疾 (表 10-5)

表 10-5　　　细菌性痢疾与阿米巴痢疾的比较

	细菌性痢疾	阿米巴痢疾
病原体	痢疾杆菌	溶组织阿米巴原虫
病理变化	病变部位以乙状结肠、直肠为主，假膜性炎，溃疡浅表，大小不等，呈地图状，溃疡间黏膜有弥漫性炎	病变部位以盲肠、升结肠为主，为变质性炎，溃疡较深，呈烧瓶状或较大不规则潜穴状，溃疡间黏膜大致正常，炎症反应轻
临床表现	毒血症显著，多有发热、腹痛、腹泻，里急后重显著，腹部压痛以左侧为主	无毒血症，不发热或有低热，腹痛、腹泻较轻，里急后重不明显，腹部压痛较轻且多在右侧
粪便检查	量少，呈黏液脓血便，镜检见大量脓细胞杂有红细胞，培养示痢疾杆菌阳性	量多，呈暗红色果酱样，有腥臭，镜检见大量红细胞而白细胞少，可找到大滋养体
血白细胞	总数及中性粒细胞显著增多	一般不增加
并发症	少见	常并发阿米巴性肝脓肿

6. 总结所学过的肉芽肿的特点 (表 10-6)

表 10-6 　　　　　　　　　　　五种肉芽肿性炎特点

病变	病理特点
风湿性肉芽肿	中央为纤维素坏死，周围有风湿细胞，少量淋巴细胞、成纤维细胞
结核结节	中央为干酪样坏死，周围有朗汉斯巨细胞、上皮样细胞，少量淋巴细胞、成纤维细胞
伤寒结节	伤寒细胞 (巨噬细胞吞噬红细胞、淋巴细胞、细菌) 聚集而成
梅毒树胶样肿	中央有残留血管轮廓的凝固性坏死，周围有少量朗汉斯巨细胞、上皮样细胞，大量淋巴细胞、浆细胞
血吸虫慢性虫卵结节	中央是破碎的虫卵，周围有异物巨细胞、类上皮细胞、淋巴细胞、成纤维细胞

7. 总结所学过的病变为化脓性炎的疾病 (表 10-7)

表 10-7 　　　　　　　　　　　七种以化脓性炎为特点的疾病

病名	病变特点
小叶性肺炎	两肺散在的以细支气管为中心的化脓性炎
肾盂肾炎	肾盂黏膜和肾间质的化脓性炎
流脑	脑脊髓膜的化脓性炎，蛛网膜下腔大量脓性渗出
深部真菌病	假丝酵母菌、曲菌、霉菌引起组织化脓性炎
脓肿	皮肤、内脏局限性化脓性炎
蜂窝织炎	皮肤、肌肉间、阑尾等疏松组织弥漫化脓性炎
淋病	泌尿生殖道化脓性炎

第二篇

病理生理学

第十一章

疾病概论

▲ 熟悉健康和疾病的概念、病因学及疾病的经过与转归

● 了解疾病发生发展的基本规律、基本机制

☞ 重点提示

▲健康和疾病的概念

1. 健康

（1）健康：不仅是没有疾病和病痛，而且是一种躯体上、精神上和社会上处于完好的状态。

（2）稳态：是指机体在神经、体液等机制的作用下，通过自我调节各器官功能代谢活动和内部结构，以维持内环境的稳定和对自然、社会环境的适应，并保持躯体、精神和对社会的良好状态。

2. 疾病

（1）疾病：是机体在一定病因和条件作用下，因稳态破坏而发生损伤和抗损伤反应的异常生命活动，表现为组织、细胞的功能代谢和形态结构变化，并引起各种症状、体征和社会行为的异常。

（2）病理过程：是指存在于不同疾病中所共同的、具有内在联系的功能代谢和形态结构变化的综合过程。

（3）病理状态：是指发展极慢或相对稳定的局部形态变化，常为病理过程的后果。

▲病因学

1. 疾病发生的原因

（1）概念：病因是指能引起某种疾病发生的特定因素，它是引起疾病必不可少的、决定性的因素，决定了疾病的特异性，没有病因就不可能发生相应的疾病。

（2）分类

生物性因素——最常见的病因，包括各种致病微生物和
　　　　　　寄生虫

物理性因素——各种机械力、温度、气压、电流等

化学性因素——无机毒物、有机毒物和生物性毒物

遗传性因素——基因突变和染色体畸变

先天性因素——能够损害正在发育胎儿的有害因素

免疫性因素 { 变态反应或超敏反应
　　　　　　免疫缺陷病、自身免疫性疾病

精神、心理和社会因素

机体必需物质的缺乏或过多

2. 疾病发生的条件

（1）概念：条件是指在病因作用于机体的前提下，能影响
疾病发生发展的因素。

（2）分类

内部条件——年龄、性别、免疫功能状态等个体差异
外部条件——自然、地域、社会环境因素等

●发病学

1. 疾病发生发展的基本规律

损伤与抗损伤反应——这一反应自始至终贯穿于疾病过
　　　　　　　　　　程中，决定疾病的发展和转归

因果转化——在原始病因作用下，机体出现的某些变化
　　　　　　（结果），又可作为新的原因而引起另一些
　　　　　　变化，如此因果交替和转化，促使疾病得
　　　　　　以不断发展

局部与整体关系——两者互相影响、互相制约、互相转化

2. 疾病发生发展的基本机制

(1) 神经机制

- 病因通过神经反射引起相应器官的功能代谢甚至结构的改变
- 病因直接损伤神经组织的结构而致病
- 病因导致大脑皮质功能紊乱、皮质下中枢失控

(2) 体液机制

- 内分泌作用——如激素作用于靶细胞
- 旁分泌作用——细胞分泌的信息分子仅作用于邻近的靶细胞
- 自分泌作用——细胞能对自身分泌的信息分子起反应

(3) 细胞机制

- 病因直接无选择性地损伤组织、细胞
- 病因直接有选择性地损伤组织、细胞
- 病因引起细胞器功能障碍
- 病因造成细胞膜功能障碍

(4) 分子机制

- 血浆蛋白缺陷所致血浆蛋白病
- 血红蛋白结构异常或合成障碍所致血红蛋白病
- 遗传性酶蛋白异常所致遗传性酶病
- 受体数量、结构和功能异常所致受体病
- 细胞膜特异性载体蛋白缺陷所致膜转运障碍疾病

▲疾病的经过与转归

1. 潜伏期

指病因侵入机体到出现临床症状的阶段。

2. 前驱期

指症状开始出现到发生典型症状前的阶段。

3. 症状明显期

指出现该疾病典型的特征性临床表现的阶段。

4. 转归期

疾病过程的终结阶段。

(1) 康复

$$
\begin{cases}
\text{完全康复——疾病的损伤性变化完全消失，其结构得以} \\
\qquad\qquad\text{修复，功能、代谢得以恢复，机体重新恢} \\
\qquad\qquad\text{复稳态} \\
\text{不完全康复——疾病的损伤性变化虽未完全消失，但已} \\
\qquad\qquad\quad\text{经得到控制，机体通过各种代偿机制可} \\
\qquad\qquad\quad\text{以维持相对正常的生命活动，主要症状} \\
\qquad\qquad\quad\text{消失，有时可留下后遗症}
\end{cases}
$$

(2) 死亡

原因
$$
\begin{cases}
\text{生命重要器官发生不可恢复性的损伤} \\
\text{慢性消耗性疾病和营养不良等引起全身极度衰竭} \\
\text{某些意外的原因引起的急性死亡}
\end{cases}
$$

过程
$$
\begin{cases}
\text{濒死期——脑干以上的中枢神经处于深度抑制状} \\
\qquad\qquad\text{态，各系统功能严重障碍} \\
\text{临床死亡期——心跳、呼吸停止和各种反射消失，} \\
\qquad\qquad\quad\text{持续时间一般约为 6~8 分钟} \\
\text{生物学死亡期——各器官的代谢活动相继停止，逐} \\
\qquad\qquad\qquad\text{渐出现尸斑、尸冷、尸僵}
\end{cases}
$$

（3）脑死亡

主要
指征
　自主呼吸停止，是脑死亡的首要指征
　不可逆性深昏迷和对外界刺激无反应性
　瞳孔放大或固定
　脑干反射消失
　脑电波消失
　脑血管灌流停止

意义
　提供法律上已经具备死亡的合法依据，可判断死亡
　　　时间和确定终止复苏抢救的界限
　能提供最新鲜的器官移植材料

（4）植物状态

特征
　无脑的认知功能和意识
　有睡眠–觉醒周期
　有脑干反射
　有恢复的可能

☞ 难 点 提 示

1.如何正确认识脑死亡的意义?

脑死亡既意味着人的临床死亡，又意味着人的社会死亡:

（1）脑死亡一旦确定，就意味着在法律上已经具备死亡的合法依据，可协助医务人员判断死亡时间和确定终止复苏抢救的界限，以减轻社会和家庭的负担。

（2）脑死亡者除脑以外的器官在一定时间内仍有血液供应，能提供最新鲜的器官移植材料，以挽救其他病人。

2. 如何认识疾病过程中损伤和抗损伤反应?

疾病过程中机体出现的损伤与抗损伤反应是推动疾病发展的基本动力, 常决定疾病的发展和转归:

(1) 当抗损伤反应占主导地位时, 疾病向好的方向转化, 并趋向缓解和康复。

(2) 当损伤性变化占主导地位时, 疾病则逐渐恶化, 甚至死亡。

(3) 损伤与抗损伤变化并无严格的界限, 而且可以互相转化, 抗损伤变化可转变为损伤性变化。

3. 如何认识疾病过程中因果转化的规律?

疾病的因果转化规律可以促使疾病不断发展: 若因果转化的结果使病情更趋恶化, 称为恶性循环; 若因果转化的结果使疾病向好的方向转化或康复, 则称为良性循环。我们应该采取有效的治疗措施, 阻断恶性循环, 促进良性循环, 使疾病朝向康复的方向发展。

第十二章

水、电解质代谢紊乱

▲ 熟悉正常水、钠代谢

▲ 熟悉水、钠、钾代谢紊乱的概念、发生机制

● 了解正常钾代谢

● 了解水、钠、钾代谢紊乱的类型、原因及对机体影响

☞ 重点提示

▲概念

水、电解质代谢紊乱是由于多种原因或疾病引起的一种常见病理过程，主要表现为体液的容量、分布、电解质浓度及渗透压的异常，可导致组织细胞的代谢紊乱和全身各器官系统的功能障碍，严重时可危及生命。

第一节　水、钠代谢障碍

一、正常水、钠代谢

▲正常水代谢

水平衡
- 水摄入多，排尿多；摄入少，排尿也少
- 成人每天尿量至少需要 500mL 才能清除代谢终末产物和电解质
- 汗液内含 NaCl（约 0.2%）以及少量 K^+，是一种低渗溶液

▲ 正常钠代谢

钠维持细胞外液的渗透压，正常值是 40~50mmol /kg 体重。

钠平衡
- 钠的摄入——主要来自饮食，经小肠吸收
- 钠的排出——主要经肾随尿排出，排出与摄取相等，排 Na^+ 的同时伴有 Cl^- 的排出

▲ 水、钠代谢的调节

体液渗透压的平衡和细胞内、外液容量的稳定是通过神经-内分泌系统的调节实现的，主要由抗利尿激素（ADH）和醛

固酮进行调节，心房钠尿肽和水通道蛋白也参与水钠代谢的调节。

二、水、钠代谢障碍

(一) 低钠血症

▲概念

是指血清 Na^+ 浓度低于 130mmol／L，且常伴有细胞外液渗透压降低。根据其体液容量不同又可分为三类。

▲低钠血症特点与分类

1. 共同特点

血清Na^+浓度低于130mmol／L，血浆渗透压低于280mmol／L。

2. 不同点

- 低容量性——细胞外液容量减少
- 等容量性——细胞外液容量基本正常
- 高容量性——细胞内、外液容量均增加，发生水中毒

●低容量性低钠血症 (低渗性脱水，失钠 > 失水)

1. 原因和机制

(1) 肾性原因

- 高效利尿药可抑制 Na^+的重吸收
- 肾髓质破坏，随尿排 Na^+增多
- 醛固酮分泌不足，重吸收 Na^+减少
- 肾集合管泌 H^+减少，Na^+排出增多

(2) 非肾性原因

- 呕吐、腹泻，含 Na^+消化液丢失
- 出汗或大面积烧伤，液体和 Na^+丢失
- 胸水、腹水，液体积聚在第三间隙

2. 对机体影响

(1) 细胞外液减少

- 血容量降低，脉搏细速、血压下降，易发生休克
- 组织间液减少，皮肤弹性消失，眼窝和婴幼儿囟门凹陷
- 血浆渗透压降低，无口渴感，不能通过增加饮水来补充水

（2）ADH 分泌异常：ADH 减少，水重吸收减少，多尿、低比重尿。晚期可致少尿。

（3）尿钠含量异常

- 经肾失钠，尿钠含量增多
- 非肾性低钠，醛固酮分泌增多，Na^+ 重吸收增加，尿钠含量减少

● **等容量性低钠血症** (ADH 分泌异常综合征)

1. 原因和机制

（1）原因

- 恶性肿瘤可异位合成、释放 ADH 或 ADH 样物质
- 中枢的肿瘤、创伤、感染等可刺激 ADH 释放
- 严重肺疾患也可伴发 SIADH

（2）机制

- ADH 释放增多，重吸收水增加，细胞外液 Na^+ 稀释
- ANP 释放，抑制 Na^+ 的重吸收，增加尿 Na^+ 排出
- 水向细胞内转移，在细胞内潴留

2. 对机体的影响

（1）轻度对机体无明显影响。

（2）脑细胞水肿时出现恶心、呕吐、抽搐、昏迷。

● **高容量性低钠血症** (水中毒)

1. 原因和机制

- 水摄入过多——致水中毒
- 水排出减少——如急性肾功能衰竭伴输液或摄水不当

2. 对机体的影响

（1）细胞外液增多，血液稀释，早期尿量增加、尿比重下降，晚期出现凹陷性水肿。

（2）细胞水肿，产生相应临床表现。

（3）脑水肿致颅内压升高，引起各种神经系统症状，可发生脑疝。

（二）高钠血症

▲概念

是指血清 Na^+ 浓度高于 150mmol／L，并伴有血浆渗透压升高。根据其体液容量不同又可分为三类。

▲高钠血症特点与分类

1. 共同特点

血清 Na^+ 高于 150mmol／L，渗透压高于 310 mmol／L。

2. 不同点

低容量性——细胞内、外液容量减少
等容量性——血容量正常
高容量性——血容量增高

●低容量性高钠血症（高渗性脱水，失水＞失钠）

1. 原因和机制

（1）单纯失水过多

经呼吸道失水——见于肺持续通气过度
经皮肤失水——见于发热大汗
经肾失水——见于尿崩症

（2）失水多于失钠

经胃肠失水——见于呕吐、腹泻
经皮肤失水——见于大量出汗
经肾失水——见于渗透性利尿

(3) 水摄入减少——如水源断绝

2. 对机体的影响

- 口渴，衰弱病人及老年人口渴不明显
- 脑细胞脱水可致嗜睡、抽搐、昏迷等
- ADH 分泌增多，促进水的重吸收，尿量减少而比重增高
- 较少发生休克

● 等容量性高钠血症

1. 原因和机制

为原发性高钠血症，系下丘脑受损所致。

2. 对机体的影响

可致细胞脱水，其中脑细胞脱水皱缩，引起中枢神经系统功能障碍。

● 高容量性高钠血症

1. 原因和机制

- 钠摄入过多——输入过多高渗盐溶液、高浓度碳酸氢钠
- 原发性钠潴留——原发性醛固酮增多症和库欣综合征

2. 对机体的影响

细胞脱水及功能障碍。

三、正常血钠性水紊乱（等渗性脱水）

1. 特点

血 Na^+ 和 水成比例丢失，血钠浓度在 130~150mmol/L 之间，伴细胞外液减少。

2. 原因和机制

- 小肠液丧失——见于腹泻、小肠瘘
- 血浆大量丧失——见于大面积烧伤及大量胸、腹水

3. 对机体的影响

轻度无明显影响；血容量迅速而严重减少可导致休克。

第二节 钾代谢障碍

一、正常钾代谢

●钾平衡

1. 钾在体内的分布

正常人钾总量为 50~55mmol/kg 体重，98%在细胞内，2% 在细胞外，正常血清 K^+ 浓度为 3.5~5.5mmol/L。

2. 钾的摄入

正常饮食即可获取，每天 2~4g（50~120mmol）。

3. 钾的排出

90%的钾随尿排出，少量钾随粪和汗液排出。

●钾代谢的调节

1. 钾的跨膜转移（泵-漏机制）

（1）胰岛素和儿茶酚胺：激活 Na^+ 泵而促进 K^+ 流入细胞。

（2）细胞外液 K^+ 浓度和渗透压：细胞外液 K^+ 浓度升高可激活 Na^+ 泵而促进细胞摄钾；细胞外液渗透压升高导致水向细胞外转移时，细胞内钾因浓度增高也向细胞外移出。

（3）酸碱失衡：酸中毒时 K^+ 移出细胞；碱中毒时 K^+ 移出减少。

（4）体钾总量：

> 减少——细胞内钾远多于细胞外，其丢失量明显多于细胞外液，但细胞外液钾浓度较细胞内液下降显著
>
> 增多——细胞外液钾浓度较细胞内液升高显著

2. 肾排钾的调节

醛固酮——促进主细胞分泌 K^+ 的功能

血清 K^+ 浓度升高——刺激醛固酮分泌增多，排 K^+ 增加

远曲小管尿液流速增大——迅速降低肾小管腔内的 K^+ 浓度，促进 K^+ 分泌

酸碱失衡——急性酸中毒时，泌 K^+ 减少；碱中毒时细胞泌 H^+ 增加

3. 结肠排钾的调节

受醛固酮的调控；肾衰时泌钾量可达摄钾量的 1/3。

二、钾代谢障碍

（一）低钾血症

▲概念

血清 K^+ 浓度低于 3.5mmol／L 称为低钾血症。缺钾指细胞内钾缺失和机体总钾缺失。两者常同时发生，也可分别发生。

●原因和机制

1. 钾排出过多

（1）经肾失钾：主要原因

排钾类利尿药长期连续应用

某些肾疾患可增加尿钾的排出

醛固酮增多症可致远曲小管和集合管泌钾增加

缺镁可抑制远曲小管 Na^+–K^+–ATP 酶活性而失钾

（2）经胃肠道失钾过多——腹泻、呕吐、肠瘘、胃肠减压

（3）经皮肤失钾过多——高温环境下进行剧烈体力劳动而大量出汗

2. 钾摄入不足

禁食、消化道梗阻或昏迷等。

3. 钾跨膜向细胞内转移过多

- 家族性低钾性周期性麻痹
- 碱中毒时，细胞内 H^+ 移出而 K^+ 移入细胞内
- 大量使用胰岛素可促进细胞摄钾
- 某些毒物中毒，抑制 K^+ 流向细胞外

● 对机体的影响

1. 对心脏的影响

- 心肌兴奋性增高
- 心肌自律性增高
- 心肌收缩性增强
- 心肌传导性降低
- 心律失常
- 心电图异常

2. 对骨骼肌的影响

- 骨骼肌兴奋性降低，肌肉无力和弛缓性麻痹
- 横纹肌溶解

3. 对其他器官功能、代谢的影响

- 肾——髓质集合管上皮细胞肿胀、增生和水肿
- 胃肠——平滑肌无力和麻痹而致胃肠运动功能减弱
- 代谢——易诱发代谢性碱中毒，出现反常性酸性尿、高血糖、负氮平衡

（二）高钾血症

▲概念

血清 K^+ 浓度高于 5.5mmol／L 称为高钾血症。

▲原因和机制

1. 肾钾排出减少

{
肾小球滤过率降低——急、慢性肾衰竭，休克，失血等
肾小管泌钾减少——各种原因引进的醛固酮减少或醛固酮抵抗
}

2. 钾摄入过多

静脉输入 K^+ 浓度过高或过快。

3. 钾跨膜向细胞外移出过多

{
酸中毒——使 H^+ 移入细胞增多而促进细胞内 K^+ 移出
缺氧——ATP 生成减少，Na^+–K^+ 泵转运障碍
高钾血症性周期性麻痹——细胞内 K^+ 向细胞外转移
血管内溶血、挤压综合征——大量肌肉组织损伤，使细胞内 K^+ 释出增多
某些药物——抑制 Na^+–K^+–ATP 酶活性而使 K^+ 移入细胞减少
}

●对机体的影响

1. 对心脏的影响

{
轻度心肌兴奋性增高，重度兴奋性降低甚至消失
心肌自律性降低
心肌收缩性减弱
心肌传导性降低
严重心律失常可致心脏骤停
心电图异常（高尖状 T 波、低平 P 波、低宽 QRS 波群）
}

2. 对骨骼肌的影响

肢体感觉异常，刺痛，严重的高钾血症，肌肉软弱无力甚至弛缓性麻痹。

3. 对酸碱平衡的影响

引发代谢性酸中毒，出现反常性碱性尿。

难点提示

1. 三种脱水的比较 (表12-1)

表 12-1   三种脱水的比较

	低渗性脱水	高渗性脱水	等渗性脱水
特征	血清 Na^+ 浓度降低伴细胞外液容量减少	血清 Na^+ 浓度升高，细胞内、外液容量均减少	血清 Na^+ 浓度正常，细胞外液容量减少
原因	肾性原因：长期使用高效利尿药、肾髓质结构破坏、肾上腺皮质功能不全、肾小管酸中毒 非肾性原因：大量含 Na^+ 消化液丢失，出汗，烧伤大量液体丢失，大量胸水、腹水	单纯失水过多：肺持续通气过度、发热或患甲状腺功能亢进、中枢性尿崩症、肾性尿崩症 失水多于失钠：大量低钠性消化液丢失、排出过多的少 Na^+ 汗液、大量使用脱水剂 水摄入减少：水源断绝、进食饮水困难、渴感障碍	等渗性小肠液丧失过多：小肠瘘、小肠梗阻、腹泻 血浆丧失过多：大面积烧伤、大量胸、腹水
对机体的影响	血容量进一步降低使血压下降、脉搏细速；组织间液的明显减少使皮肤弹性消失、囟门凹陷；ADH 分泌减少或增多，导致多尿或少尿；尿钠增多或减少	细胞内液向细胞外液转运使细胞脱水及皱缩；晚期醛固酮分泌增多使尿钠减少；ADH 分泌增多导致尿少而比重高；口渴	血容量迅速、严重减少可导致休克；醛固酮和 ADH 释放增多导致尿少

2. 两种钾代谢障碍的比较（表 12-2）

表 12-2　　　　　　　　　　两种钾代谢障碍的比较

		低钾血症	高钾血症
概念		血钾浓度<3.5mmol/L	血钾浓度>5.5mmol/L
主要 发病 机制	钾摄入	↓	↑
	钾排出	↑	↓
	钾分布	钾向细胞内转移过多	细胞内的钾过多外移
对 机 体 主 要 影 响	心肌兴奋性	↑	先↑后↓
	心肌传导性	↓	↓
	心肌自律性	↑	↓
	心肌收缩性	↑（晚期和重症↓）	↓
	心律紊乱	出现	出现
	骨骼肌	肌无力（超极化阻滞所 致）	肌细胞兴奋性↑（急性） 肌无力（除极化阻滞所 致）
	酸碱平衡紊乱	代谢性碱中毒（反常性酸 性尿）	代谢性酸中毒（反常性碱 性尿）

第十三章

水　肿

▲ 熟悉水肿的概念、发生机制、类型与特点

● 了解水肿对机体的影响

☞ **重点提示**

▲概述
液体在组织间隙或体腔中积聚过多称为水肿。

- 积水——水肿液积聚在体腔内
- 全身性水肿——水肿分布于全身
- 局部水肿——水肿限于某个局部
- 器官水肿——水肿发生在某个器官

▲水肿的发病机制

1.血管内外液体交换平衡失调

(1) 毛细血管流体静压升高

- 原因——由静脉压升高引起，如心衰、静脉受压及血栓
- 机理——有效滤过压增加，液体从毛细血管动脉端滤出增加，静脉端回流减少，组织液生成增多，超过了液体回流的代偿限度
- 特点——水肿液中蛋白含量较低 (漏出液)

(2) 毛细血管壁通透性增加

- 原因——炎性损伤，物理、化学因素，缺氧、酸中毒
- 机理——有害因素直接损伤毛细血管壁，组胺、肽类等作用
- 特点——水肿液中蛋白含量较高，水肿液易凝固

(3) 血浆胶体渗透压降低

- 原因——蛋白质摄入不足、合成障碍、机体消耗或丢失过多、稀释性低蛋白血症
- 机理——血浆白蛋白降低，胶体渗透压不能对抗滤出压
- 特点——水肿液中蛋白含量较低

（4）淋巴回流受阻

$\begin{cases}\text{原因——淋巴管受压或阻塞、淋巴结的慢性炎症、手术摘除}\\\text{机理——组织液经淋巴管回流减少}\\\text{特点——水肿液中蛋白含量很高}\end{cases}$

2. 机体内外液体交换平衡失调

球-管失衡，导致钠水潴留而发生水肿。

（1）肾小球滤过率下降

$\begin{cases}\text{肾小球广泛受损——急性和慢性肾小球肾炎}\\\text{肾血流量减少——充血性心力衰竭、肝硬化腹水}\end{cases}$

（2）肾小管重吸收增加

醛固酮增多 $\begin{cases}\text{作用——促进肾远曲小管对钠的重吸收}\\\text{机制——有效循环血量减少，使 RAAS 活动}\\\qquad\quad\text{加强，醛固酮分泌增多}\end{cases}$

ADH增多 $\begin{cases}\text{作用——促进远曲小管和集合管重吸收水}\\\text{机制}\begin{cases}\text{有效循环血量减少，容量感受器刺激减}\\\text{弱，ADH 分泌增加}\\\text{下丘脑渗透压感受器受刺激，ADH 分泌}\\\text{增加}\\\text{ADH 灭活减少}\end{cases}\end{cases}$

ANP 减少 $\begin{cases}\text{作用——利钠利尿、扩张血管和降低血压的功}\\\qquad\quad\text{能降低}\\\text{机制——有效循环血量减少，心房牵张感受器}\\\qquad\quad\text{兴奋性降低使 ANF 分泌减少}\end{cases}$

FF 增加 $\begin{cases}\text{作用——近曲小管重吸收钠水增加}\\\text{机制}\begin{cases}\text{肾小球滤过压升高，滤过率相对增高}\\\text{肾小管周围毛细血管胶体渗透压增高，}\\\text{流体静压下降}\end{cases}\end{cases}$

肾内血流 { 作用——钠水重吸收增加
重新分布 { 机制——皮质肾单位血流量减少，血流转向髓
　　　　　　　　　旁肾单位

▲水肿类型与特点

1. 心性水肿

（1）心输出量减少

{ 肾血流量减少，肾小球滤过率下降，原尿生成减少
肾血流减少，醛固酮分泌增多，肾小管重吸收钠加强
血容量感受器反射性引起 ADH 分泌增多
心房钠尿肽分泌减少
肾血流重分布、滤过分数增加，肾小管重吸收钠水增加

（2）静脉回流障碍

{ 心收缩力减弱致排血量减少，静脉回流受阻
钠水潴留使血容量增多
血浆胶体渗透压降低

2. 肾性水肿

（1）肾病性水肿

①血浆胶体渗透压下降：肾小球基膜通透性增高，大量蛋白丢失，引起低蛋白血症，过量的组织间液积聚。

②钠水潴留 { RAAS 激活、ADH 分泌增加，促进肾小管对
　　　　　　　　钠水的重吸收
　　　　　　 肾血流量的减少，使肾小球滤过率降低

（2）肾炎性水肿

{ 急性肾小球肾炎——毛细血管管腔受压和阻塞，肾小球
　　　　　　　　　　　滤过率降低
慢性肾炎晚期——肾小球滤过面积极度减少、血浆胶体
　　　　　　　　　渗透压降低

3. 肝性水肿

（1）静脉回流受阻（肝硬化）

- 肝静脉回流受阻和内压增高，肝窦内压增高
- 肝动脉血直接流入肝窦，窦内压进一步升高
- 肝窦壁的通透性高，血管内液漏入腹腔
- 门静脉回流受阻、高压，肠道静脉回流减少

（2）血浆蛋白减少

- 白蛋白的合成、消化吸收障碍
- 蛋白质的大量丢失，血浆胶体渗透压降低

（3）钠水潴留

- 有效循环血量减少、肾小球滤过率降低
- 醛固酮、ADH 等激素的灭活能力下降

4. 肺水肿

（1）肺毛细血管内压升高

- 左心衰竭，肺静脉淤血，肺毛细血管内压升高，使肺组织间液回流减少，生成增多
- 休克、炎症时，炎症介质产生增多，肺小血管收缩

（2）肺泡壁毛细血管通透性增高：缺氧、炎症、中毒、DIC等。

（3）血浆胶体渗透压降低：大量输液使血液稀释，血浆胶体渗透压降低。

（4）淋巴循环受阻：淋巴管痉挛或受压，淋巴回流减少。

5. 脑水肿

脑组织内水分增多，引起脑的体积增大及重量增加，称为脑水肿。

（1）血管源性脑水肿

机理——脑毛细血管内皮的通透性增高及血脑屏障功能下降

原因——严重脑缺血、缺氧，脑肿瘤、脑外伤等疾病

部位——主要在大脑白质区

（2）细胞中毒性脑水肿

原因——脑严重缺氧、中毒、感染、水中毒

机理——脑细胞内 ATP 合成不足，细胞膜钠泵失调，细胞内钠水潴留

部位——神经元、胶质细胞、血管内皮细胞

（3）间质性脑水肿：脑脊液循环通路受阻或蛛网膜下腔的回吸收受阻，使脑室内液体积聚。

● **水肿的特征和对机体的影响**

1. 水肿的表现特征

（1）水肿液的性状特点

渗出液——水肿液中蛋白质含量较高，比重较大，如炎性水肿液

漏出液——水肿液中蛋白质含量较低，比重低，如肝性腹水

（2）水肿的皮肤特点

隐性水肿——水肿早期，组织间隙内的胶体物质吸收大量的水肿液并产生自身膨胀，无游离液体

凹陷性水肿——水肿区域肿胀，皱纹展平，皮肤松软，颜色苍白，温度降低，按压产生凹陷

（3）全身水肿的分布特点

心性水肿——水肿液较易积聚在低垂部位

肾性水肿——水肿液首先积聚在眼睑或面部

肝脏病变——水肿液易积聚于腹腔形成腹水

2. 水肿对机体的影响

(1) 损伤作用

> 皮肤溃烂——➤伤口不易愈合，抵抗力降低
>
> 喉头水肿——➤声门狭窄，引起窒息
>
> 心包或胸腔积液——➤呼吸和循环障碍
>
> 脑水肿——➤颅内压增高，头痛、意识障碍、脑疝

(2) 抗损伤作用

> 炎性液中含有某些抗体，增加局部抵抗力
>
> 稀释毒素，吸附有害物质，防止毒素吸收入血
>
> 纤维蛋白凝固阻止病原微生物扩散，利于吞噬细胞游走

☞ 难点提示

1. 水肿分布特点与哪些因素有关？

　　心性水肿首先出现在低垂部位，肾性水肿首先出现在眼睑及颜面部，而肝性水肿首先出现在腹腔。这与以下因素有关：

　　(1) 重力关系：毛细血管流体静压受重力影响，离心脏越远的低垂部位，毛细血管流体静压越高。右心衰竭时静脉回流受阻，首先表现为下垂部位的静脉压升高与水肿。

　　(2) 组织结构特点：组织结构疏松、皮肤伸展度大的部位易容纳水肿液。肾性水肿由于不受重力的影响首先发生于组织疏松的眼睑部。

　　(3) 局部血流动力学因素参与水肿的形成：肝硬化时由于肝内广泛的结缔组织增生与收缩，以及再生肝细胞结节的压迫，肝静脉回流受阻，进而使肝静脉压和毛细血管流体静压增高，成为肝硬化时易伴发腹水的原因。

2. 何为钠水潴留和球–管失衡?

正常情况下,肾小球的滤过率和肾小管的重吸收之间保持着动态平衡,称之为球–管平衡。在某些病理情况下,这种平衡被破坏,导致钠水潴留。而肾小管重吸收增加是球–管失衡较主要的因素。球–管失衡可能有三种情况:

(1) 肾小球滤过率降低,肾小管重吸收不变。

(2) 肾小球滤过率不变,肾小管重吸收增加。

(3) 肾小球滤过率降低的同时,肾小管重吸收增加。

常见于下列情况:肾小球滤过率急剧降低、滤过分数增高及心房钠尿肽减少、肾血流重分布、醛固酮和抗利尿激素分泌增加或灭活减少。

第十四章

酸碱平衡紊乱

▲ 熟悉单纯性酸碱平衡紊乱的概念、代偿调节

● 了解单纯性酸碱平衡紊乱原因、分类及对机体的影响

● 了解混合性酸碱平衡紊乱的常见类型和病变特点

☞ 重点提示

▲概念

在病理情况下，当机体酸性或碱性物质的量发生变化（过多或过少），超过机体的调节能力或调节功能发生障碍，使血浆 pH 超越正常范围，称为酸碱平衡紊乱。

●酸碱平衡及其调节机制

1. *血液的缓冲作用*

（1）碳酸氢盐缓冲系统

$$\begin{cases} \text{组成——}HCO_3^- / H_2CO_3, \text{ 正常值为 } 20 / 1 \\ \text{特点} \begin{cases} \text{浓度高，缓冲能力大} \\ \text{为开放性缓冲，中和酸后所形成的 } CO_2 \text{ 可经肺出，} \\ \text{\quad 但不能缓冲挥发酸，}HCO_3^- \text{ 是最重要的缓冲} \\ \text{\quad 物质} \end{cases} \end{cases}$$

（2）非碳酸氢盐缓冲系统

$$\begin{cases} HPO_4^{2-} / H_2PO_4^-, \text{主要在细胞内发挥作用} \\ Pr^- / HPr, \text{在正常弱碱性体液环境中，血浆蛋白可接受} \\ \quad H^+ \text{或释放 } H^+ \text{而起缓冲作用} \\ HbO_2^- / HHbO_2 \text{ 及 } Hb^- / HHb，\text{主要起缓冲挥发酸的作用} \end{cases}$$

2. *肺的调节作用*

肺通过控制 CO_2 排出量调节血液中的挥发酸 H_2CO_3 含量。

3. *肾的调节作用*

主要通过排酸（H^+、NH_4^+）和保碱（重吸收 HCO_3^-）功能调节血液 HCO_3^-。

4. 细胞内外离子交换的调节作用

细胞内外通过离子交换对 H⁺ 缓冲。

一、单纯性酸碱平衡紊乱

特征 $\begin{cases} \text{代谢性酸中毒} \to HCO_3^- \text{ 原发性降低} \\ \text{代谢性碱中毒} \to HCO_3^- \text{ 原发性增高} \\ \text{呼吸性酸中毒} \to PaCO_2 \text{ 原发性增高} \\ \text{呼吸性碱中毒} \to PaCO_2 \text{ 原发性降低} \end{cases}$

（一）代谢性酸中毒

▲概念

血浆中 HCO_3^- 原发性减少，导致 pH 降低，称为代谢性酸中毒，是最常见的一种类型。

●分类和机制

1. AG 正常型（高血氯性代酸）

（1）特点：血浆 HCO_3^- 降低，同时血氯代偿性升高。

（2）原因

- 碱性物质丢失过多
- 肾脏排酸保碱功能降低
- 输入过多含氯酸性药物或碳酸酐酶抑制剂
- 肾脏与肠道重吸收 Cl^- 增加及血液浓缩

2. AG 增高型（正常血氯性代酸）

（1）特点：除了含氯以外的固定酸的血浆浓度增高，固定酸的 H^+ 由 HCO_3^- 缓冲，使 HCO_3^- 降低；酸根在体内潴留使 AG 增高。

（2）原因

- 体内固定酸生成过多（乳酸、酮症酸中毒）
- 摄入过多不含氯盐的酸性药物

▲机体的代偿调节作用

1. 调节方式

(1) 血液缓冲系统的调节：$H^+ + HCO_3^- \rightarrow H_2CO_3 \rightarrow H_2O + CO_2$，$HCO_3^-$因消耗而降低，反映代谢性因素的酸碱指标发生改变。

(2) 肺的代偿调节：呼吸运动增强，CO_2排出增多，HCO_3^- / H_2CO_3趋于正常。

(3) 肾的代偿调节：肾小管上皮细胞加强泌H^+和泌NH_4^+，重吸收HCO_3^-增多，排K^+减少，可引起血K^+升高。

(4) 细胞内外离子交换：H^+–K^+交换可致高钾血症。

2. 调节结果

(1) 代偿性代谢性酸中毒：通过代偿调节，维持血浆HCO_3^-/H_2CO_3不变 (20/1)，血液 pH 正常。

(2) 失代偿性代谢性酸中毒：超过了机体的代偿能力，或肺、肾功能不全时，血浆HCO_3^- / H_2CO_3改变 (< 20/1)，pH 值低于 7.35。

●指标变化特点

CO_2CP、AB、SB、BB 降低，BE 负值增大；$PaCO_2$降低，AB< SB。失代偿时，血液 pH 值降低。

●对机体的影响

1. 中枢神经系统

(1) 表现：意识障碍、嗜睡、昏迷等，可出现呼吸中枢和血管运动中枢麻痹而死亡。

(2) 发生机制

$\left\{\begin{array}{l} \text{ATP 生成减少，导致脑组织能量供应不足} \\ \text{脑内抑制性神经递质 } \gamma\text{–氨基丁酸生成增多} \end{array}\right.$

2. 心血管系统

(1) 表现

- 心肌收缩力减弱, 心输出量减少
- 室性心律失常、房室传导阻滞, 甚至急性心力衰竭
- 血管紧张性降低

(2) 发生机制

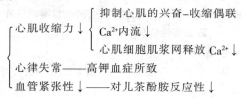

- 心肌收缩力↓
  - 抑制心肌的兴奋-收缩偶联
  - Ca^{2+}内流↓
  - 心肌细胞肌浆网释放 Ca^{2+}↓
- 心律失常——高钾血症所致
- 血管紧张性↓——对儿茶酚胺反应性↓

(二) 呼吸性酸中毒

▲概念

血液中 H_2CO_3 ($PaCO_2$) 原发性增高 (高碳酸血症), 导致 pH 降低, 称为呼吸性酸中毒。

●病因

1. 肺通气障碍

如呼吸中枢抑制、呼吸肌麻痹、呼吸道和肺部疾病、胸廓病变等。

2. CO_2 排出受阻或吸入过多

▲机体的代偿调节

1. 急性呼吸性酸中毒

主要通过细胞内外离子交换和细胞内缓冲。

2. 慢性呼吸性酸中毒

主要由肾代偿调节, 肾小管上皮细胞的泌 H^+、泌 NH_4^+和重吸收 HCO_3^- 明显增强, 维持 HCO_3^- / H_2CO_3 接近正常。

● 指标变化特点

$PaCO_2$ 升高，CO_2CP、AB、SB、BB 均代偿性升高，BE 正值升高，AB>SB，血浆 Cl^- 浓度可降低。失代偿时，血液 pH 降低。

● 对机体的影响

1. 中枢神经系统

早期表现为头疼、不安、焦虑，后期出现震颤、精神错乱、嗜睡、甚至昏迷，称为肺性脑病。

2. 心血管系统

肺动脉高压，右心负荷加重；脑血管扩张；高钾血症，心肌收缩力减弱、心律失常。

（三）代谢性碱中毒

▲ 概念

血液中 HCO_3^- 原发性增多，导致 pH 升高，称为代谢性碱中毒。

● 病因

1. H^+ 丢失过多

（1）胃酸丢失：幽门梗阻，大量呕吐或胃减压引流。

（2）肾脏丢失

应用利尿药——抑制了髓袢对 Cl^-、Na^+、H_2O 的重吸收，促进 H^+ 的排泌

肾上腺皮质激素增多——通过保 Na^+ 和排 K^+，促使 H^+ 排泌

2. HCO_3^- 过量负荷

口服或输入碱性物质过多。

3. 低钾血症

H⁺ 向细胞内流动，而发生代谢性碱中毒。

▲机体的代偿调节作用

1. 调节方式

（1）血液缓冲和细胞内外离子交换的代偿调节：HCO_3^- 可被缓冲系统中的 H_2CO_3、$HHbO_2$、$H_2PO_4^-$ 等弱酸中和；细胞内 H⁺逸出，细胞外 K⁺ 移向细胞内。

（2）肺的代偿调节：呼吸变浅变慢，肺通气量和 CO_2 排出量减少。

（3）肾的代偿调节：H⁺ 和 NH_3 生成减少，重吸收 HCO_3^- 降低。

2. 调节结果

（1）代偿性代谢性碱中毒：通过代偿调节，调整 HCO_3^- / H_2CO_3，血液 pH 维持在正常范围。

（2）失代偿性代谢性碱中毒：HCO_3^- / H_2CO_3 不能维持正常，血液 pH 增高。

●指标变化特点

CO₂CP、AB、SB、BB 均升高，BE 正值升高；因代偿性 $PaCO_2$ 升高，AB>SB。失代偿时血 pH 升高。

●对机体的影响

1. 中枢神经系统

γ-氨基丁酸分解加强而生成减少，引起兴奋现象；脑组织细胞缺氧，出现烦躁不安、精神错乱、谵妄，甚至昏迷。

2. 神经肌肉

血浆中游离 Ca^{2+} 减少，神经肌肉应激性增高，口周面部麻木，手足搐搦、惊厥等。

3. 低钾血症

神经肌肉应激性减退，出现肌无力、肠麻痹，严重时引起心律失常。

（四）呼吸性碱中毒

▲概念

血液中 H_2CO_3（$PaCO_2$）原发性降低（低碳酸血症），导致 pH 升高，称为呼吸性碱中毒。

●病因

任何能引起肺通气过度的原因均可造成呼吸性碱中毒。

▲机体的代偿调节作用

1. 急性呼吸性碱中毒

主要由细胞内外离子交换和细胞内缓冲：逸出细胞外的 H^+ 与 HCO_3^- 结合形成 H_2CO_3；细胞外液的 HCO_3^- 与红细胞内的 Cl^- 交换；CO_2 自红细胞进入血浆形成 H_2CO_3。

2. 慢性呼吸性碱中毒

主要通过肾的代偿调节：肾小管上皮细胞分泌 H^+ 和 NH_3 减少，增加 HCO_3^- 排出。

●指标变化特点

急性呼吸性碱中毒——pH 升高，$PaCO_2$ 降低，AB < SB，BB 与 BE 基本不变

慢性呼吸性碱中毒——血液 pH 正常，$PaCO_2$ 持续降低，AB、SB、BB、CO_2CP 降低，BE 呈负值，AB < SB

● **对机体的影响**

1. 慢性呼吸性碱中毒

一般无明显症状。

2. 急性呼吸性碱中毒

> 头晕、头痛、烦躁不安、感觉异常
> 四肢和口周感觉异常或抽搐
> 低钾血症
> 组织细胞缺氧

二、混合性酸碱平衡紊乱

● **常见类型及其特点**

呼吸性酸中毒合并代谢性酸中毒：pH 显著下降，$PaCO_2$ 升高，BE 负值增大。

呼吸性碱中毒合并代谢性碱中毒：pH 明显增高，$PaCO_2$ 降低，BE 正值增大。

呼吸性碱中毒合并代谢性酸中毒：BE 负值增大，$PaCO_2$ 降低，pH 正常。

呼吸性酸中毒合并代谢性碱中毒：pH 正常、轻度升高或降低，血浆 HCO_3^- 浓度和 $PaCO_2$ 显著升高。

代谢性酸中毒合并代谢性碱中毒：各指标因抵消程度不同，表现为正常、增高或减少，一般正常。

☞ **难 点 提 示**

1. 反映体内酸碱平衡变化的指标及其意义

（1）pH：pH 是 H^+ 浓度的负对数，正常值为 7.35~7.45，由

呼吸性因素和代谢性因素共同决定。pH 值小于 7.35 为酸中毒；大于 7.45 为碱中毒。

（2）$PaCO_2$：物理状态溶解于血浆中的 CO_2 分子所产生的张力，反映血浆中 H_2CO_3 的浓度。正常值为 33~46 mmHg，平均值为 40 mmHg。$PaCO_2$ 增高表示肺通气不足，CO_2 潴留；$PaCO_2$ 降低，表示肺通气过度、CO_2 排出过多。

（3）CO_2CP：是血浆中呈化学结合状态的 CO_2 量，正常范围为 23~31mmol／L（50~70 容积％）。代表血浆中 HCO_3^- 的含量，反映代谢因素的影响。CO_2CP 降低，见于代谢性酸中毒，或代偿后的呼吸性碱中毒；CO_2CP 增高见于代谢性碱中毒，或代偿后的呼吸性酸中毒。

（4）SB 与 AB：SB 是全血在标准条件下，测定的血浆 HCO_3^- 含量。可作为判断代谢因素的指标，正常值为 22~27mmol／L，平均为 24mmol／L。SB 降低见于代谢性酸中毒，或代偿后的呼吸性碱中毒；增高见于代谢性碱中毒，或代偿后的呼吸性酸中毒。

AB 是隔绝空气的全血标本，在实际 $PaCO_2$ 和实际血氧饱和度条件下测得的血浆 HCO_3^- 的含量，是人体血浆中 HCO_3^- 的真实浓度，受呼吸和代谢两方面因素影响。

正常人 AB = SB。当 AB > SB，表明 $PaCO_2$ 大于正常，见于呼吸性酸中毒或代偿后的代谢性碱中毒；当 AB < SB，表明 $PaCO_2$ 小于正常，见于呼吸性碱中毒或代偿后的代谢性酸中毒。

（5）BB：是血液中全部具有缓冲作用的碱的总和（HCO_3^-、Hb^-、HbO_2^-、Pr^- 和 HPO_4^{2-}）。正常值为 45~52mmol／L，平均值为 48mmol／L。是反映代谢性因素的指标。代谢性酸中毒时，BB 减少；代谢性碱中毒时，BB 增多。

（6）BE：是全血标本在标准条件下，用酸或碱滴定至 pH

7.40 时所需酸或碱的量（mmol／L）。正常值为 0±3mmol／L，是反映代谢性因素的主要指标，能比较真实地反映 BB 含量的变化。代谢性碱中毒时，正值增加；代谢性酸中毒时，负值增加。

（7）AG：指血浆中未测定阴离子（UA）与未测定阳离子（UC）的差值。

$$AG= UA–UC，AG= [Na^+] – ([HCO_3^-] + [Cl^-])$$

正常值为 12±2 mmol／L。AG 常用于代谢性酸中毒的分型。

2. 判断酸碱平衡紊乱的方法

（1）根据 pH 判定酸碱平衡紊乱类型：pH↓为酸中毒，pH↑为碱中毒；pH 正常为酸碱平衡、代偿性酸碱平衡紊乱。

（2）根据病史判断：①病史中有"获酸""失碱"或相反情况，为代谢性酸碱平衡紊乱；②病史中有肺通气不足或相反情况，为呼吸性酸碱平衡紊乱。

（3）根据代偿调节规律判断酸碱平衡紊乱的阶段。

（4）根据 AG 判定潜在性碱中毒、代谢性酸中毒；AG↑为合并 AG 增高型代谢性酸中毒；AG 增高的数值大于 [HCO_3^-] 降低的数值，合并代谢性酸中碱。

综合上述方法，并结合其他酸碱平衡指标及临床表现做出判断。

第十五章

缺　氧

★ 掌握缺氧的概念、类型及特点

▲ 熟悉缺氧时机体的功能、代谢变化

● 了解影响机体对缺氧耐受性的因素

☞ 重 点 提 示

★概念

组织和细胞得不到充足的氧，或不能充分利用氧时，其代谢、功能和形态结构出现异常变化的病理过程。

一、低张性缺氧

★概念

由于氧进入血液不足，使动脉血氧分压降低、动脉血氧含量减少，致动脉血供应组织的氧不足而引起缺氧。

▲原因

- 吸入气氧分压过低
- 外呼吸功能障碍——肺的通气或换气功能障碍
- 静脉血分流入动脉——某些先天性心脏病

★血氧变化的特点

血氧容量正常，动脉血氧分压、血氧含量和血氧饱和度均降低，动-静脉氧含量差接近正常或缩小，可出现紫绀。

●组织缺氧的机制

- 血氧饱和度及血氧含量显著降低
- 氧进入线粒体的弥散速度减慢，细胞缺氧
- 动-静脉氧含量差减少
- 脱氧血红蛋白浓度增加

二、血液性缺氧

★概念

由于血红蛋白数量减少或性质改变，使血液携带氧的能力降低，以致血氧含量降低，或 Hb 结合的氧不易释放出来所引起的组织缺氧。

▲原因

- 贫血——各种原因引起的严重贫血
- CO 中毒——形成 HbCO 而失去携氧能力，并阻止 HbO_2 释放 O_2
- 高铁血红蛋白症——$HbFe^{3+}OH$ 形成，不能携氧
- Hb 与氧的亲和力异常增强——大量输库存血

★血氧变化的特点

动脉血氧分压正常，血氧容量和血氧含量降低，动-静脉血氧含量差小于正常。

●组织缺氧的机制

- 贫血，血液中红细胞和 Hb 数量减少
- CO 中毒，产生大量 HbCO；氧解离曲线左移
- $Hb\ Fe^{3+}OH$ 丧失携氧能力
- Hb 与 O_2 的亲和力增强，结合的 O_2 不易释出

三、循环性缺氧

★概念

由于血液循环障碍，组织的血流量减少使组织供氧减少而引起的缺氧。

▲原因

- 全身性血液循环障碍
- 局部性血液循环障碍

★血氧变化特点

动脉血氧分压、血氧容量、血氧含量和血氧饱和度均正常，动-静脉血氧含量差增大。

●组织缺氧机制

- 单位时间内流过毛细血管的血量减少
- 血流缓慢，动-静脉血氧差增大
- 血流缓慢，毛细血管中脱氧 Hb 增多

四、组织性缺氧

★概念

各种原因引起生物氧化障碍，使组织、细胞利用氧的能力降低引起的缺氧。

▲原因

- 组织中毒，如氰化物中毒
- 细胞损伤
- 维生素缺乏，呼吸酶合成障碍

★血氧变化的特点

动脉血氧分压、血氧含量、血氧容量和血氧饱和度均正常，动-静脉血氧差减小。

●组织缺氧的机制

- 氰化物中毒——氰化高铁细胞色素氧化酶生成，呼吸链中断
- 线粒体损伤，能量代谢障碍，细胞功能障碍
- 作为磷酸化酶辅酶的维生素缺乏，ATP 生成障碍

▲缺氧时机体的功能和代谢变化

1. 代偿反应

(1) 呼吸系统：呼吸加深加快，呼吸运动增强

- 动脉血氧分压降低——刺激化学感受器，呼吸中枢兴奋，使呼吸运动增强

- 动脉血二氧化碳分压增高——刺激化学感受器，肺泡通气量增加，二氧化碳排出

- 胸廓呼吸运动增强——促进静脉回流，增加心输出量和肺血流量

(2) 循环系统

①心输出量增加 ⎰ 心率加快，心肌收缩性增强
　　　　　　　⎱ 静脉回心血量增加

②血流重新分布 ⎰ 皮肤、内脏小血管收缩
　　　　　　　⎱ 心、脑血管扩张，血流量增加

③肺血管收缩，维持通气与血流适当比例，其机制是：

- 交感神经兴奋

- 血栓素 A_2、白三烯等的缩血管作用

- 肺动脉壁平滑肌细胞膜的 Ca^{2+} 内流增加

④毛细血管增生——增加氧弥散面积，缩短氧弥散距离

(3) 血液系统

- 红细胞增多——增加血液的氧容量和氧含量，增加组织的供氧量

- 氧合血红蛋白解离曲线右移——易于将结合的 O_2 释出供组织利用

(4) 组织细胞的适应

组织细胞利用氧的能力增强——细胞内线粒体数目增多
和膜表面积增大,生物
氧化相关酶活性增强

无氧酵解增强——磷酸果糖激酶活性增强促使糖酵解过
程加强

肌红蛋白增加——摄取更多的 O_2,氧分压降低时可释放
大量 O_2 并加快 O_2 在组织中的弥散

2. 机体代谢和功能障碍

(1) 呼吸功能障碍

表现——呼吸运动减弱,肺通气量减少,周期性呼吸,
最后呼吸中枢麻痹导致中枢性呼吸衰竭

高原性
肺水肿

肺泡毛细血管血流增加,流体静压增高

回心血量增加,肺血管收缩,使肺血流阻力增
加,肺动脉高压

肺内微血管内皮细胞受损,血管壁通透性增加

(2) 循环系统功能障碍

肺动脉
高压

肺泡缺氧引起肺血管收缩

肺小动脉长期收缩,血管硬化,形成持续性肺动
脉高压

内皮素等抑制 K^+ 外流,促进 Ca^{2+} 内流,加重肺
血管收缩和硬化

心肌的收缩与舒张功能障碍

心律失常——窦性心动过缓、传导阻滞、期前收缩,甚
至发生心室纤颤而导致死亡

静脉回流减少,使心输出量减少

（3）中枢神经系统功能障碍

表现——初期大脑皮质的抑制过程减弱，兴奋过程相对
占优势，逐渐转为抑制

形态学变化——脑细胞肿胀、变性、坏死及间质水肿

机制——神经细胞膜电位降低、神经递质合成减少、
ATP 的生成不足、酸中毒、细胞内游离 Ca^{2+} 增
多、溶酶体酶的释放以及细胞水肿等

（4）缺氧性细胞损伤

细胞膜
的变化
细胞内 Na^+ 浓度增加，导致细胞水肿

细胞内缺 K^+，细胞合成代谢障碍

胞浆 Ca^{2+} 浓度增高，抑制线粒体功能，激活磷
脂酶，细胞膜和细胞质膜损伤；促进自
由基生成，加重细胞的损伤

线粒体的变化——线粒体呼吸功能降低，ATP 产生减少

溶酶体的变化——溶酶体肿胀、破裂，溶酶体酶释出

氧自由基的
生成增加
氧的代谢途径改变——氧自由基和活性氧的
量增加

黄嘌呤氧化酶形成增加

●影响机体对缺氧耐受性的因素

（1）年龄

老年人对缺氧耐受性较低，引起的损伤也更严重。

（2）机体的代谢和机能状态

机体代谢率高时，耗氧量大，对缺氧的耐受性低

中枢神经系统兴奋性增强时，耗氧量显著增加

（3）机体的代偿适应情况

心、肺疾病及血液病患者，对缺氧的耐受性低

长期参加体力劳动和体育锻炼，缺氧的耐受性高

☞ 难点提示

1.各型缺氧的血氧变化特点 (表 15-1)

表 15-1 各型缺氧血氧变化的特点

	动脉血氧分压	血氧容量	动脉血氧含量	动脉血氧饱和度	动-静脉氧含量差
低张性缺氧	↓	N	↓	↓	↓ 或 N
血液性缺氧	N	↓ 或 N	↓	N	↓
循环性缺氧	N	N	N	N	↑
组织性缺氧	N	N	N	N	↓

注：↓降低　　↑升高　　N正常

2. 煤气中毒引起缺氧的机制

煤气的主要成分是 CO，Hb 与 CO 结合形成碳氧血红蛋白（HbCO）而丧失携氧能力。CO 与 Hb 的亲和力比 O_2 大 210 倍，结合后不易解离。此外，CO 还能抑制红细胞内的糖酵解，使 2，3-DPG 生成减少，氧解离曲线左移，导致氧合血红蛋白的 O_2 不易释出。

第十六章

发　热

★掌握发热的概念

▲熟悉发热的原因和发病机制、发热的时相及热代谢特点

●了解发热时机体的功能、代谢的变化

☞ 重点提示

★概念

由于致热原的作用使体温调节中枢的调定点上移而引起的调节性体温升高 (超过正常值 0.5℃)，称为发热。

▲发热的原因和机制

1. 发热激活物

来自体外 (外致热原) 或体内 (体内产物) 的能刺激机体产生内生致热原 (EP) 的物质，可统称为发热激活物。

(1) 外致热原

革兰阴性细菌与内毒素 (ET)

——最常见，其特点是耐热性高和分子量大。ET 的主要成分脂多糖是效应很强的细菌致热原

革兰阳性细菌与外毒素

——可通过全菌体、外毒素、细菌代谢产物 "肽聚糖" 引起发热

病毒——以其全病毒体和其所含的血细胞凝集素致热

真菌——是由全菌体和菌体内所含的荚膜多糖和蛋白质引起发热

其他——疟原虫、螺旋体感染等都可致发热

(2) 体内产物

致热性类固醇——如本胆烷醇酮

抗原抗体复合物——可激活产 EP 细胞引起发热

致炎因子——能诱导产 EP 细胞产生 EP

组织损伤和坏死——坏死后的蛋白分解产物可作为发热激活物引起发热

2. 内生致热原

在发热激活物的作用下，体内某些细胞（产内生致热原细胞）被激活，产生并释放致热物质，称为内生致热原（EP）。

（1）内生致热原的来源

- 单核–巨噬细胞类——包括血单核细胞和各种组织巨噬细胞
- 肿瘤细胞——包括霍奇金淋巴瘤细胞、白血病细胞等
- 其他细胞——如淋巴细胞、成纤维细胞等

（2）内生致热原的种类

- 白细胞介素–1（IL–1）——实验动物注射微量可引起单相热，大剂量可引起双相热，多次注射不出现耐受
- 肿瘤坏死因子（TNF）——包括 TNF–α 和 TNF–β，小剂量引起单相热，大剂量引起双相热，并在体内能诱生 IL–1
- 白细胞介素–6（IL–6）——能引起各种动物的发热反应，但作用弱于 IL–1 和 TNF
- 干扰素（IFN）——与发热有关的是 IFN–α 和 IFN–γ，IFN–α 能引起单相热，是各型 IFN 中致热性较强的一种
- 其他——巨噬细胞炎症蛋白–1（MIP–1）、睫状神经营养因子、IL–2、IL–8、IL–11 等细胞因子也能够引起发热

（3）内生致热原的产生和释放：包括产 EP 细胞的激活、EP 的产生释放。

3. 发热时的体温调节机制

(1) 体温调节中枢：参与体温调节的正调节中枢主要位于视前区–下丘脑前部 (POAH)，负调节中枢位于杏仁核、腹中膈和弓状核。

(2) 致热信号进入中枢的可能机制

> 通过下丘脑终板血管器
> ——该处的毛细血管属有孔毛细血管，通透性较高，EP 可能由此进入脑
>
> 经血脑屏障直接进入
> ——EP 可通过血脑屏障直接作用于 POAH 的神经元而引起发热
>
> 通过迷走神经
> ——IL–1 可刺激肝巨噬细胞周围的迷走神经，把信号传入中枢引起发热

(3) 发热中枢调节介质

①体温的正调节介质释放，导致调定点上移。

> 前列腺素 E (PGE) ——脑室内注射可引起明显发热反应
>
> 环磷酸腺苷 (cAMP) ——脑室内注射可引起明显发热反应且潜伏期短
>
> Na^+/Ca^{2+} 比值——EP→下丘脑 Na^+/Ca^{2+} 比值↑→cAMP↑→调定点上移
>
> 其他——促肾上腺皮质激素释放激素 (CRH)、NO

②体温的负调节介质释放，使体温升高限制在一定范围。

> 精氨酸血管加压素 (AVP)
> ——脑内或其他途径注射，均有解热作用
>
> 黑素细胞刺激素 (α–MSH)
> ——注入脑室内或静脉内均能削弱 EP 性发热

▲发热的时相及热代谢特点

1. 体温上升期

体温迅速或逐渐上升，快者约几小时慢者需几天就达高峰。此期体温调定点上移，中心温度低于调定点水平而引起调温反应。此期热代谢特点是产热增多、散热减少，而致体温上升。

2. 高温持续期 (高峰期、热稽留期)

体温上升到与新调定点水平相适应的高度就波动于较高的水平上。本期热代谢特点是中心体温与上升的调定点水平相适应，产热与散热在较高水平上保持相对平衡。

3. 体温下降期

发热激活物在体内被控制或消失，EP及增多的中枢发热介质被清除，上升的体温调定点乃回降到正常水平，中心温度高于调定点水平，发生较速效的散热反应，使体温下降。本期热代谢特点是散热多于产热，体温下降，逐渐恢复到与正常调定点相适应的水平。

●发热时机体的代谢与功能的变化

1. 代谢变化

(1) 代谢率增高：体温上升1℃，可引起基础代谢率上升13%。

(2) 蛋白质分解加强：高热病人蛋白质分解代谢加强，尿素氮明显增高，呈负氮平衡。

(3) 糖与脂肪分解加强：发热过程中，糖原分解加强，贮备减少。发热时因能量消耗的需要，脂肪分解也随之加强。

(4) 水、盐及维生素代谢：水、钠和氯在体内潴留，各种维生素消耗增多，血钾与尿钾均升高。

2. 功能变化

(1) 中枢神经系统：高热可表现为不同程度的中枢神经系统功能障碍，症状主要是头痛，可出现烦躁、谵妄，甚至幻觉；

有些可出现淡漠、嗜睡等。小儿可出现热惊厥。

（2）循环系统：体温每升高 1℃，心率增加约 18 次/分，这是由于升高的体温刺激窦房结及交感神经兴奋的结果。

（3）呼吸系统：由于升高的体温刺激呼吸中枢，加上酸性代谢产物的增多，可引起呼吸加快、加强，从而使更多的热量从呼吸道散发。

（4）消化系统：高热病人多表现食欲不振、恶心呕吐、腹胀、便秘等。这是由于消化液分泌减少，各种消化酶活性降低，使胃肠蠕动减弱等所致。

（5）免疫系统

    中等程度的发热可提高机体的防御功能，可增强吞噬细胞的功能，有利于淋巴细胞增殖和抗体形成

    促进干扰素产生，有抗病毒、抗细菌和抗癌效应

    可促进急性期反应蛋白的合成增加

    但高热和持久发热可造成免疫系统的功能紊乱，给机体造成危害

☞ 难 点 提 示

1. 体温升高就是发热吗？

体温升高并不都是发热。体温上升超过 0.5℃，除发热外还可以见于两种情况：一种是在生理条件下，例如月经前期、剧烈运动时出现的体温超过正常值 0.5℃，这被称为生理性体温升高；另一种是体温调节机构失控或调节障碍所引起的被动性体温升高，即过热。这两种体温升高从本质上不同于发热，因此不能说体温升高都是发热。

2. 发热与过热有何异同？

(1) 发热与过热的相同点为：①两者均为病理性体温升高；②体温均高于正常值 0.5℃。

(2) 发热与过热的不同点为：①发热时体温调节中枢的调定点上移，而过热时体温调节中枢的调定点并未上移；②发热时体温升高不会超过体温调节中枢的调定点水平，而过热时体温升高程度可超过体温调节中枢的调定点水平；③从体温升高机制来说，发热是主动调节性体温升高，而过热是由于调节障碍引起的被动性体温升高。

3. 发热发病学的基本环节有哪些？

(1) 来自体内、外的发热激活物作用于产 EP 细胞。

(2) EP 的产生和释放。

(3) EP 再经过血液循环到达脑内，在 POAH 或 OVLT 附近引起中枢发热介质的释放，后者相继作用于相应的神经元，使调定点上移。

(4) 由于调定点高于中心温度，体温调节中枢乃对产热和散热进行调整，从而使体温升高到与调定点相适应的水平。在体温升高的同时，负调节中枢也被激活，产生负调节介质，进而限制调定点的上移和体温的上升。正负调节相互作用的结果决定体温上升的水平。

第十七章

应激

▲ 熟悉应激反应的概念、发生机制及应激时机体的功能代谢变化

● 了解应激的应激原与分期、应激与疾病

☞ 重点提示

▲概念

机体受到各种强烈的或有害的刺激后出现的非特异性全身反应，称为应激或应激反应。

●应激原与应激分期

1. 概念

凡是能引起机体出现应激反应的刺激因素称为应激原。

2. 应激原

- 外环境因素——感染、缺氧、中毒、创伤、手术等
- 内环境因素——饥饿、疼痛、失血、高热、炎症等
- 心理社会因素——工作压力、职业竞争、精神刺激、丧失亲人、自然灾害、突发事件等

3. 分期

- 警觉期——迅速出现，持续时间短。以交感-肾上腺髓质兴奋为主。主要表现为血压上升，心跳、呼吸加快，心、脑、骨骼肌血流量增加
- 抵抗期——此时交感-肾上腺髓质反应逐渐减弱，肾上腺皮质分泌持续增多。主要表现为代谢率增高、炎症与免疫反应减弱
- 衰竭期——机体可产生严重的内环境失衡，出现休克、器官功能障碍、应激相关疾病甚至死亡

▲应激反应的发生机制

1. 应激的神经内分泌反应

(1) 蓝斑-交感-肾上腺髓质系统

①组成和功能

a.蓝斑：是中枢神经系统对应激最敏感的脑区，应激后这些脑区即刻释放去甲肾上腺素。蓝斑与应激时的警觉、兴奋、紧张、焦虑的情绪反应密切相关。

b.去甲肾上腺素能神经元

$\left\{\begin{array}{l}\text{调控交感－肾上腺髓质的应激反应}\\\text{启动下丘脑－垂体－肾上腺皮质轴的应激反应}\end{array}\right.$

c.交感－肾上腺髓质强烈兴奋：表现为血浆儿茶酚胺浓度迅速升高。

②意义

积极意义 $\left\{\begin{array}{l}\text{提高中枢神经系统兴奋性，使机体警觉性提高}\\\text{心跳加快、心输出量增加，使组织器官血液供应改善}\\\text{收缩皮肤、内脏血管，扩张冠状动脉血管，使血}\\\quad\text{液重新分布}\\\text{扩张支气管，改善肺通气}\\\text{促进糖原与脂肪的分解，使组织得到更多的能量}\\\text{抑制胰岛素分泌、促进促肾上腺皮质激素、糖皮}\\\quad\text{质激素、生长激素和甲状腺素等的分泌，使}\\\quad\text{各激素间的协同作用加强}\end{array}\right.$

消极影响 $\left\{\begin{array}{l}\text{情绪反应、行为改变}\\\text{心肌耗氧量增加、血压升高}\\\text{能量消耗过多、脂质过氧化增强、器官组织自由}\\\quad\text{基损伤}\\\text{皮肤与内脏缺血,胃肠道黏膜糜烂、出血、溃疡等}\end{array}\right.$

（2）下丘脑－垂体－肾上腺皮质激素系统

①组成和效应

下丘脑–垂体 { 室旁核合成并释放促肾上腺皮质激素释放激素（CRH），再刺激垂体合成、释放促肾上腺皮质激素（ACTH）

在应激时 CRH 调控情绪行为反应

肾上腺皮质——合成并释放糖皮质激素

②意义

积极意义 { 血糖增高保证能量供应

维持循环系统对儿茶酚胺的正常反应

通过稳定溶酶体膜，防止溶酶体外漏，减轻组织损伤抑制炎症介质、致炎性细胞因子等的合成与释放，减轻炎症反应和组织损伤

消极影响 { 蛋白质大量分解，导致负氮平衡

抑制免疫炎症反应，导致机体抵抗力降低

慢性应激时抑制生长激素作用，导致生长发育迟缓

抑制性腺轴，导致性功能减退、月经失调

抑制甲状腺轴，导致 T_4 转化为 T_3 受阻

物质代谢障碍，导致血糖增高、血脂增高、胰岛素抵抗

行为改变，如抑郁、异食癖、自杀倾向等

（3）其他激素类型与功能

胰高血糖素——分泌增加引起应激性高血糖，而胰岛素分泌减少

β–内啡肽合成增多 { 抑制 ACTH 和糖皮质激素分泌，避免垂体–肾上腺轴过度兴奋

抑制交感–肾上腺髓质活性，避免心率过快、血管收缩过强

使应激时痛阈增高，减少机体不良反应，称为应激镇痛

醛固酮和抗利尿激素水平增高——有利于应激时血容量的保持

生长
激素 { 急性和生理应激时生长激素增加
       慢性和心理应激时生长激素受抑，使生长发育迟缓

2. 应激的细胞体液反应

(1) 急性期反应蛋白

①概念：应激时由于感染、炎症或组织损伤等原因使血浆中某些蛋白质浓度迅速升高，这种反应称为急性期反应 (APR)。这些蛋白质称为急性期反应蛋白 (APP)，属于分泌型蛋白质。

②合成部位：急性期反应蛋白主要由肝细胞合成，少数由单核巨噬细胞、成纤维细胞合成。

③类型与功能 (表 17-1)

表 17-1　　　　　　急性期反应蛋白的类型与功能

	类型	功能
抑制蛋白酶	α_1 抗胰蛋白酶、α_1 抗糜蛋白酶、α_2 巨球蛋白等	抑制蛋白酶的作用，可避免蛋白酶对组织的过度损伤
凝血与抗凝血蛋白	凝血酶原、纤维蛋白原、纤维酶原等	促进凝血与纤溶的作用，有利于阻止病原微生物及毒物的扩散
运输蛋白	血浆铜蓝蛋白、血红素结合蛋白等	运输作用和清除自由基，减少组织损伤
补体	C1s、C2、C3、C4、C5 等	可提高机体的抗感染能力
其他	C 反应蛋白、纤维连接蛋白、血清淀粉样 A 蛋白等	清除异物和坏死组织

(2) 热休克蛋白

①概念：在热应激或其他应激时细胞新合成或合成增加的一组蛋白质，称为热休克蛋白 (HSP)。主要在细胞内起作用，

属于非分泌型蛋白质，又称为应激蛋白。

②功能：细胞结构的维持、更新、修复和免疫，可增强机体对多种应激原的耐受能力和抵抗能力。其基本功能与蛋白质代谢有关。HSP 被称为"分子伴娘"。

▲应激时机体的功能代谢变化

1. 中枢神经系统

(1) 应激时 $\begin{cases} \text{蓝斑区去甲肾上腺素能神经元被激活、反应性} \\ \quad \text{增高} \\ \text{蓝斑投射区（下丘脑、海马等）去甲肾上腺} \\ \quad \text{素水平增高} \\ \text{紧张和专注程度增高} \end{cases}$

(2) 过度反应时出现恐惧、焦虑、愤怒等情绪反应。

(3) 下丘脑–垂体–肾上腺皮质轴的兴奋过度或不足均可引起中枢神经系统功能障碍，出现厌食、抑郁，甚至自杀倾向。

2. 免疫系统

(1) 急性应激时免疫反应增强，外周血吞噬细胞数目增多、补体和 C 反应蛋白等非特异性抗感染的急性期蛋白升高。

(2) 持续强烈的应激反应反而使免疫功能抑制。

3. 心血管系统

$\begin{cases} \text{心率加快、心收缩力增强、心输出量增加、血压升高、} \\ \quad \text{冠状动脉血流量增加} \\ \text{在与运动、战斗有关的应激状态下，外周阻力降低} \\ \text{在失血、心源性休克或某些精神应激的状态下，外周血管} \\ \quad \text{阻力增高} \\ \text{强烈的精神应激有时可诱发心室纤颤等心律失常，可发} \\ \quad \text{生猝死} \end{cases}$

4. 消化系统

- 应激时由于交感-肾上腺髓质的强烈兴奋,胃肠黏膜缺血、胃黏液蛋白分泌减少,出现胃黏膜糜烂、溃疡、出血
- 慢性应激时食欲降低,严重时诱发神经性厌食症;部分病人应激时,进食增加并成为肥胖症的诱因

5. 血液系统

- 血液凝固性和纤维蛋白溶解活性增强
- 全血和血浆黏度升高
- 红细胞沉降率增快
- 外周血白细胞增多、核左移、血小板增多且黏附力增强

6. 泌尿生殖系统

- 应激时肾钠水排出减少,导致内环境紊乱
- 在应激尤其是精神心理应激时,促性腺激素释放激素和黄体生成素减少或分泌规律被扰乱,可发生女性月经紊乱或闭经、哺乳期妇女泌乳停止或乳汁减少等

●应激与疾病

1. 应激性溃疡

(1) 概念:在严重疾病或创伤(包括大手术)及其他应激情况下出现的急性损伤,其主要表现为胃、十二指肠黏膜糜烂、浅溃疡、渗血或出血、穿孔等,称为应激性溃疡。

(2) 发生机制

①胃黏膜缺血:使上皮细胞能量不足,产生的黏液和碳酸氢盐减少,覆盖于胃黏膜表面的屏障受到破坏。

②胃腔内 H^+ 进入黏膜:胃腔内的 H^+ 向黏膜内反向弥散;进入黏膜内过量的 H^+ 不能被碳酸氢盐中和,也不能被血液及时带

走,从而使黏膜内 pH 下降,造成黏膜损害。

2. 应激与心血管疾病

（1）原发性高血压和冠心病

①概述：长时间的情绪紧张和持续的负性心理状态（焦虑、抑郁、恐惧、愤怒等）均可促进原发性高血压和冠心病的发生。

②发生机制

- 交感–肾上腺髓质兴奋和肾素–血管紧张素–醛固酮系统激活，使外周血管收缩、阻力升高、血容量增加
- 糖皮质激素持续升高，引起血胆固醇升高，并使血管平滑肌细胞内钠水潴留，导致平滑肌细胞对儿茶酚胺的敏感性增高，血压升高
- 应激引起遗传易感因素激活，而遗传因素与环境因素长期作用的结果导致原发性高血压

（2）心肌梗死与猝死

①概述：情绪心理应激是促发心律失常、急性心肌梗死、心源性猝死的主要诱因，称为"触发器"。在原有冠状动脉病变或心肌损伤的基础上，更易诱发心肌梗死、心律失常及猝死。应激诱发的致死性心律失常主要是心室纤颤。

②发生机制

- 通过 β 受体兴奋使心室纤颤的阈值降低
- 引起心肌电活动异常
- 血液凝固性增高，促进血栓形成，引起心肌缺血、心肌梗死

3. 应激与心理精神障碍

（1）心理性应激反应及其异常

- 持续的劣性应激可损害认知功能
- 某些心理社会因素导致的愤怒情绪，可出现行为失控
- 应激的社会行为反应异常

（2）精神创伤性应激障碍：经历了残酷的战争、严重的创伤和恐怖之后出现的一系列心理精神障碍，称为精神创伤应激障碍（PTSD），也称创伤后应激病。它不同于一般精神病，而是一种强烈伤害性应激后出现的一系列心理精神障碍。

☞ 难点提示

为何说应激反应具有双重性？

机体在遇到有害刺激时发生应激反应，可提高机体的准备状态，有利于进行战斗或逃避。但应激原作用过强或持续时间过长可导致疾病，甚至死亡。

第十八章

休克

★ 掌握休克的概念、分期和发病机制

▲ 熟悉休克的原因、分类和休克时细胞代谢改变及重要器官功能衰竭

● 了解休克时多器官功能衰竭

☞ 重点提示

★概念

休克是机体在受到各种强烈有害因子作用后出现的以组织微循环灌流量急剧减少为主要特征的急性血液循环障碍，由此导致细胞和各重要器官功能代谢发生严重障碍和结构损害的一个全身性病理过程。

▲病因与分类

1. 休克的病因

常见的有失血与失液、烧伤、创伤、感染、过敏、急性心力衰竭、强烈的神经刺激。

2. 休克的分类

(1) 按病因分类：如失血性休克、烧伤性休克、创伤性休克、感染性休克、过敏性休克、心源性休克、神经源性休克。

(2) 按起始环节分类

　　低血容量性休克——是失血失液所致休克的起始环节
　　心源性休克——各种心脏疾患引起急性心泵功能衰竭或
　　　　　　　　　严重的心律失常而导致的休克
　　血管源性休克——外周血管容量的扩大为过敏性休克
　　　　　　　　　和神经源性休克的起始环节

(3) 按血流动力学变化特点分类

　　低排高阻型休克——心排出量降低而外周血管阻力高
　　　　　　　　　　(低动力型休克)
　　高排低阻型休克——外周血管阻力低，心排出量高 (高动力
　　　　　　　　　　型休克)
　　低排低阻型休克——心输出量、外周阻力和血压都降低

★休克的分期与发病机制

1. 缺血性缺氧期（休克早期）

(1) 微循环变化特点

- 微动脉、后微动脉、毛细血管前括约肌和微静脉、小静脉都持续痉挛
- 真毛细血管网关闭，动、静脉吻合支开放
- 微循环灌流量急剧减少、出现少灌少流、灌少于流或无灌

(2) 主要机制

- 交感-肾上腺髓质系统兴奋,儿茶酚胺大量释放
  - α受体 ⟶ 皮肤、内脏血管痉挛收缩
  - β受体 ⟶ 动、静脉短路大量开放
- 其他体液因子的释放——如血栓素 (TXA_2)、血管紧张素 Ⅱ、加压素、内皮素、心肌抑制因子、白三烯的缩血管作用

(3) 代偿意义

①动脉血压的维持：回心血流量增加、组织液反流入血，心肌收缩力增强、心输出量增加，外周阻力增高。

②血液重新分布

- 皮肤、内脏、骨骼肌、肾血管明显收缩
- 脑血管收缩不明显
- 冠状动脉不收缩反而扩张 } 心、脑血液供应暂时得到保证

(4) 主要临床表现：面色苍白、四肢厥冷、心率加快、脉搏细速、少尿或无尿、烦躁不安，血压可略降，甚至正常，脉压明显减小。

2. 淤血性缺氧期（休克期）

（1）微循环变化特点

- 微动脉、后微动脉及毛细血管前括约肌转为舒张，血流涌入真毛细血管网
- 微静脉端血流缓慢，红细胞、白细胞及血小板聚集嵌塞，后阻力大于前阻力，微循环内灌多而流少，灌大于流，回心血量减少，有效循环血量无法维持，动脉血压下降

（2）主要机制

- 酸性代谢产物堆积，使毛细血管前阻力血管对儿茶酚胺的反应性降低，发生松弛舒张
- 局部扩血管物质的增多，同时局部组织间液的渗透压增高
- 内毒素通过多种途径使毛细血管扩张，通透性升高
- 血液流变学改变

（3）后果

- 血管床大量开放，有效循环血量↓
- 心输出量↓，血压↓
- 交感-肾上腺髓质系统兴奋性↑↑，组织缺血缺氧
- 毛细血管流体静压↑，血管壁通透性↑，血液黏滞度↑

（4）主要临床表现

- 血压进行性下降，脉压小，脉搏细速
- 表情淡漠，反应迟钝
- 皮肤紫绀，出现花纹
- 尿量进一步减少或无尿

3. 休克难治期（休克晚期）

（1）微循环变化的特点：微血管麻痹扩张，血液停滞，微血栓形成，微循环不灌不流。

（2）微循环障碍的机制

①DIC
- 血液处于高凝状态
- 内皮损伤启动内源性凝血系统
- 组织大量破坏，启动外源性凝血系统
- TXA_2–PGI_2平衡失调，促使血小板凝集
- 单核吞噬细胞系统功能降低
- 如有红细胞大量破坏，可释放ADP促进凝血

②重要器官功能衰竭：持续性重度低血压后，血流动力学障碍和细胞损伤愈为加重，各重要器官代谢障碍也更加严重。

（3）临床表现
- 血压进一步下降，甚至测不出
- 全身多部位出血，微血管病性溶血性贫血
- 各重要实质器官坏死、功能衰竭，病情迅速恶化甚至死亡

▲休克时细胞代谢改变和器官功能障碍

1. 细胞的代谢变化和结构损害

（1）细胞代谢障碍
- 糖酵解加强——乳酸生成增多而致酸中毒，ATP减少，钠泵失灵导致细胞水肿和高钾血症
- 脂肪代谢障碍——脂肪酸活化和转移障碍，脂肪酰辅酶A不能被氧化分解而在细胞内蓄积，加重细胞损伤

（2）细胞的损伤与凋亡
- 细胞膜的变化——通透性增加→细胞水肿
- 线粒体的变化——肿胀、嵴崩解、膜断裂等→呼吸链中断
- 溶酶体的变化——膜破裂，溶酶体酶释放→细胞自溶
- 细胞凋亡——休克时单核巨噬细胞、淋巴细胞、中性粒细胞及主要脏器实质细胞等均可发生凋亡

2.重要器官功能衰竭

(1) 急性肾功能衰竭：肾是最早受损害的器官

休克肾
- 功能性肾功能衰竭——休克早期没有发生肾小管坏死时（肾前性功能衰竭），恢复肾脏血液灌流后可使肾功能立刻恢复
- 器质性肾功能衰竭——休克持续时，严重而长时间肾缺血或肾毒素可致急性肾小管坏死

发生机制
- 交感-肾上腺髓质系统兴奋，引起肾血管痉挛，肾血流量减少
- 肾缺血使肾素-血管紧张素-醛固酮系统的激活，肾血管收缩加剧
- 休克晚期，急性肾小管坏死，使原尿漏入肾间质，可导致肾小球滤过率降低
- 如有大量肌红蛋白和血红蛋白在肾小管中浓缩凝固而阻塞肾小管，加重肾功能衰竭

主要表现——少尿、氮质血症、代谢性酸中毒、高钾血症

(2) 急性呼吸功能衰竭（休克肺）

休克肺
- 概念——严重休克病人可出现进行性缺氧和呼吸困难，导致低氧血症性呼吸功能衰竭，称为休克肺，属于急性呼吸窘迫综合征
- 临床表现——呼吸困难进行性加重，动脉血氧分压、血氧含量均降低，有明显紫绀，可出现呼吸性酸中毒，肺部可闻干、湿性啰音
- 病理变化——严重间质性肺水肿和肺泡水肿，肺淤血、出血、局部肺不张、微血栓及肺泡内透明膜形成

发病机制
- 交感-肾上腺髓质系统兴奋，儿茶酚胺等可使肺微血管痉挛、通透性增高，从而导致肺水肿和肺出血
- 广泛肺微血栓形成并阻塞肺毛细血管，加重肺组织的缺氧
- 休克时肺泡表面活性物质合成减少、破坏增多，造成肺泡表面张力增高，导致肺不张
- 休克动因通过补体-白细胞-氧自由基损伤呼吸膜
- 炎症介质引起呼吸膜的损伤和通透性增高，导致肺水肿

(3) 心功能障碍

原因
- 原发性心功能障碍、心肌收缩力减弱
- 各类休克的晚期，由于心肌长时间缺血、缺氧，加之其他损害因素的影响，也可发生急性心力衰竭

发生机制
- 休克时血压进行性下降或心跳加快，使冠状动脉血流量减少致心肌供血不足
- 缺氧、酸中毒、高钾血症使心肌能量代谢障碍，导致心肌收缩力减弱和心输出量减少
- DIC引起局灶性心肌坏死
- 心肌抑制因子 (MDF) 的产生，使心肌收缩力减弱
- 细菌毒素对心肌的直接损伤

(4) 脑功能障碍

- 休克早期——由于脑血流量得到相对保证，患者仅表现烦躁不安
- 休克晚期——脑血管灌流量减少，脑微循环障碍加重，可发生脑水肿，患者出现表情淡漠、神志不清甚至昏迷的脑组织缺血缺氧症状

(5) 胃肠和肝功能障碍

原因 { 肝及胃肠道缺血缺氧，继之发生淤血、出血及微血栓形成，导致胃肠和肝功能障碍
胃肠道处于应激状态，黏膜糜烂或形成应激性溃疡

临床表现 { 大量肠腔细菌及内毒素入血、可引起大量致炎介质释放导致全身性炎症反应综合征，从而使休克加重
肝屏障功能降低，内毒素不能被充分解毒，导致内毒素血症，促使休克恶化

(6) 多系统器官功能衰竭 (MSOF)

概念——在严重创伤、感染、休克或复苏后，在短时间内2个或2个以上系统、器官相继或同时发生功能衰竭

临床表现 { 速发型——由创伤与休克直接引起，发展迅速，发病后很快出现肝、肾及呼吸功能障碍，常在短期内死亡或恢复
迟发型——由创伤、休克后继发感染引起，患者常有一个相对稳定的间歇期 (1~2 天)，以后迅速发生败血症和相继出现多器官功能衰竭

原因 { 重症感染——有 70%~80% 的 MSOF 由重症感染引起
非感染性严重病变——大手术、严重创伤及休克

发病机制 { 休克时组织的低灌流所致的缺血缺氧和酸中毒
炎症失控，出现全身性炎症反应综合征 (SIRS)
产生过多内源性抗炎介质，引起免疫功能抑制及对感染的易感性，产生代偿性抗炎反应综合征(CARS)
当 SIRS 与 CARS 同时存在并互相加强，则产生混合性拮抗反应综合征 (MARS)

☞ 难点提示

1. 为什么休克早期血压降低不明显？

休克早期动脉血压可不降低，或略有升高，其机制是由于交感-肾上腺髓质系统强烈兴奋，儿茶酚胺增多，可使：①回心血流量增加，主要通过所谓"自身输血"和"自身输液"作用增加回心血量，此时血液稀释、血细胞压积降低；②心肌收缩力增强，心输出量增加；③外周阻力增高。由此休克早期动脉血压保持相对恒定，也是心、脑血供得到保证的代偿反应。

2. 为何动脉血压不是判断休克严重程度的重要指标？

这是因为：①休克的发生可由原始病因直接引起细胞损伤而致，此时可无动脉血压的变化；②休克早期由于各种代偿机制，虽然使血压能维持于正常范围，但组织器官已有明显缺血缺氧；③部分休克患者经抢救治疗后血压虽已回升，却可出现组织再灌注损伤，出现更为严重的病变。

3. 休克的发展过程中微循环动态变化的特点

休克的发展过程依微循环变化的特征依次分为三期：①缺血性缺氧期，也称休克早期，此期微循环处于缺血状态，由于前阻力血管收缩，微循环灌流量明显减少（少灌少流，灌少于流）；②淤血性缺氧期，即休克期，此期由于前阻力血管舒张而微循环内白细胞嵌塞、血小板聚集等致血流停滞，微循环淤血（多灌少流，灌多于流）；③休克难治期，即休克晚期，在微循环淤血停滞的基础上，微循环内广泛的微血栓形成，微循环处于衰竭状态（不灌不流）。

第十九章

弥散性血管内凝血

★掌握弥散性血管内凝血的概念

▲熟悉弥散性血管内凝血的病因及发病机制、机体的功能代谢变化和临床表现，影响弥散性血管内凝血发生发展的因素

●了解弥散性血管内凝血的分期、分型

☞ 重点提示

★概念

弥散性血管内凝血（DIC）的基本特征：在某些致病因子作用下，凝血系统和血小板激活，大量促凝物质入血，使凝血酶增加，进而在微循环形成广泛微血栓。在此过程中，凝血因子和血小板大量消耗，同时继发纤溶系统活性增加，导致患者出现出血、休克、多系统器官功能障碍和溶血性贫血。

▲病因和发病机制

1. 病因

常见有感染性疾病、肿瘤性疾病、妇产科疾病、创伤及手术。

2. 发病机制

（1）组织损伤：组织因子（TF）释放，启动外源性凝血系统。

（2）血管内皮损伤

⎧ 内皮下胶原暴露，促进 XII 因子激活，启动内源性凝血系统
⎩ TF 释放入血，启动外源性凝血系统

（3）血小板被激活：PF_3、PF_4、PF_2、TXA_2、ADP、5-羟色胺等都参与凝血的过程，促进血栓形成。

（4）血细胞大量破坏

⎧ 红细胞破坏——释放 ADP 和红细胞素，促进血小板聚集和释放 PF_3、PF_4
⎩ 白细胞受损——TF 合成增加，激活因子 X，触发凝血过程

(5) 其他促凝物质：某些恶性肿瘤细胞、出血性胰腺炎时的大量胰蛋白酶、蛇毒等。

▲影响 DIC 发生发展的因素

1. 单核吞噬细胞系统功能受损

其功能严重障碍会促进 DIC 的形成。

2. 肝功能严重障碍

凝血、抗凝和纤溶作用失衡，促进 DIC 的形成。

3. 血液的高凝状态

妊娠——使血小板及凝血因子增多，抗凝物质减少
酸中毒——使肝素抗凝活性减弱，血小板聚集性增高，诱发 DIC

4. 微循环障碍

休克等原因导致的微循环严重障碍，促进 DIC。

●分期和分型

1. 分期

高凝期——血液处于高凝状态，微循环微血栓形成
消耗性低凝期——出血、休克或某些脏器功能障碍
继发性纤溶亢进期——出血症状明显，多器官功能衰竭和休克

2. 分型

急性 DIC
严重感染、创伤、异型输血等原因，DIC 在数小时或 1~2 天中发病
以休克和出血为主，进展迅速，病情凶险，病死率高

亚急性 DIC
恶性肿瘤转移、宫内死胎等，DIC 在几天到数周内发病
临床表现介于急性与慢性之间

慢性 DIC ┤ 胶原病、慢性溶血性贫血等，DIC 发病缓慢，病程较长

└ 临床表现不明显或较轻

▲功能代谢变化和临床表现

1. 出血

（1）临床特点：发生率高，出血原因不能用原发病解释，出血形式多种多样，普通止血药物治疗效果不佳。

（2）出血机制

凝血物质因大量消耗而减少

纤溶激活 ┤ 激肽系统激活，产生激肽释放酶激活纤溶系统

纤溶酶原激活物释放，激活纤溶系统

└ 内皮细胞损伤，纤溶酶产生，纤维蛋白降解

FDP 形成 ┤ 妨碍纤维蛋白聚合

抗凝血酶作用

└ 降低血小板的黏附、聚集和释放功能

微血管壁损伤

2. 休克

机制 ┤ 大量微血栓和（或）血小板微聚体阻塞微循环，回心血量减少

激活激肽、补体、纤溶系统，产生激肽、组胺、C3a、C5a 和 FDP 等，扩张血管

└ 血容量减少

3. 器官功能衰竭

心肌微血管栓塞——造成心功能不全

肝血窦或汇管区微血栓——引起黄疸和肝功能不全

胃肠道缺血、坏死——引起恶心、呕吐、腹泻和消化道出血

肺微血管栓塞——呼吸功能不全

双侧肾皮质坏死——急性肾功能衰竭

肾上腺皮质出血性坏死——华–佛综合征

垂体发生坏死——可致席–汉综合征

神经系统受累——神志模糊、嗜睡、昏迷、惊厥

4. 微血管病性溶血性贫血

(1) 特征：外周血涂片见裂体细胞，呈新月形、盔形、星形。

(2) 机制

微血管内纤维蛋白呈网状，血流冲击黏着在纤维蛋白丝上的红细胞，红细胞破裂

缺氧、酸中毒使红细胞变形能力降低，易受到机械性损伤

微循环血管内有微血栓形成，红细胞通过时发生扭曲、变形、碎裂

(3) 临床表现

溶血症状——发热、黄疸、血红蛋白尿、少尿

贫血症状——面色苍白、全身乏力

☞ 难 点 提 示

1. DIC 时血液凝固性失常的特点、发生机制

虽然引起 DIC 的启动环节不同，但都可以出现共同的特点：即血液首先处于高凝状态，然后转入低凝状态；在凝血过

程中，凝血酶大量生成是关键，从而使血液处于高凝状态，循环血液中出现广泛的微血栓形成；广泛的微血栓必然消耗大量的凝血因子和血小板，加上继发性纤溶系统功能亢进及纤维蛋白（原）降解产物（FDP 或 FgDP）形成，使血液进入低凝状态，出现多部位出血。

2. 休克与 DIC 的关系

休克和 DIC 互为因果。休克晚期由于微循环持续淤血，血流速度变慢，血液浓缩，血液处于高凝状态；酸中毒不断加重，易于形成血栓；败血症休克时病原微生物与毒素均可损伤内皮，激活内源性凝血系统；严重创伤性休克，组织因子入血，可启动外源性凝血系统；异型输血引起红细胞损伤，更容易诱发DIC。急性 DIC 时广泛的微血栓形成，使回心血量减少；DIC 时发生的出血，使血容量减少；DIC 时补体及激肽系统激活和FDP 大量形成，造成微血管舒张及通透性增高。这些因素的共同作用引起休克并促进休克的发展。休克和 DIC 相互影响，使病情恶化。

3. 缺氧与酸中毒时为何容易发生 DIC?

缺氧及酸中毒均可通过损伤血管内皮细胞、损伤血小板及红细胞、使肝素等凝血物质失活、破坏细胞使组织因子释放等方式导致微血栓形成，诱发 DIC。

第二十章

缺血－再灌注损伤

▲熟悉缺血－再灌注损伤的概念、发生机制

●了解缺血－再灌注损伤的原因和影响因素、机体的功能代谢变化

☞ **重点提示**

▲概念

在缺血性损伤的基础上恢复血液灌注，组织器官的损伤反而加重的现象称为缺血-再灌注损伤，由此引起的临床疾病称再灌注综合征。

●原因与影响因素

1. 原因

> 组织器官缺血后恢复血液循环
> 经手术恢复组织器官血液供应

2. 影响因素

> 缺血时间——缺血时间过短或过长都不易发生缺血-再灌注损伤
>
> 侧支循环——缺血后侧支循环容易形成者，不易发生缺血-再灌注损伤
>
> 对氧的需求程度——需氧量较高的器官（如心、脑），易发生缺血-再灌注损伤
>
> 理化条件——采用适当的低温、低压、低 pH 和类似细胞内液离子成分的灌流液，可防止或减轻缺血-再灌注损伤

▲发生机制

1. 自由基的损伤作用

（1）自由基的概念：自由基是外层电子轨道上具有单个不成对电子的原子和分子的总称。

（2）氧自由基增多机制

黄嘌呤氧化酶增多，形成大量 O_2^-、H_2O_2、$OH \cdot$

中性粒细胞呼吸爆发，形成氧自由基

线粒体内单电子还原，氧自由基增多

儿茶酚胺的氧化，产生氧自由基

(3) 作用机制

生物膜脂质过氧化

细胞内蛋白和染色体损伤，影响细胞的多种功能

花生四烯酸代谢增加，TXA_2、LT 等增多

2. 钙超载

(1) 发生机制

Na^+-Ca^{2+}交换增加——细胞内 Ca^{2+}超载

细胞膜通透性增高——大量 Ca^{2+}进入细胞内

线粒体功能障碍——ATP 生成减少，肌膜及肌浆网膜钙泵功能降低，细胞内游离 Ca^{2+}增多

(2) 作用机制

线粒体功能障碍——ATP 生成减少

激活膜磷脂酶——细胞膜和细胞器膜损伤

促进氧自由基生成以及加重酸中毒

引起心律失常、损伤心肌细胞骨架，使心肌纤维断裂

3. 白细胞的作用

(1) 白细胞聚集机制

黏附分子释放，促进白细胞聚集

细胞膜磷脂降解，LTB_4 等炎症介质增多，吸引大量白细胞进入再灌注区

(2)白细胞介导缺血-再灌注损伤的作用机制

①微血管损伤

微血管血液流变学影响——无复流现象

微血管口径改变——狭窄及收缩

微血管通透性增加——组织水肿及血液浓缩

②细胞损伤

激活的中性粒细胞和血管内皮细胞释放大量致炎物质,造成组织细胞损伤。

● 机体的功能代谢变化

1. 心脏变化

(1) 功能改变

心舒缩功能↓:心室顺应性、收缩力、心输出量、血压均↓

再灌注性心律失常,以室性心律失常为主

(2) 心肌能量代谢改变:ATP、CP 迅速↓,核苷类及碱基↑。

(3) 心肌超微结构改变:心肌纤维断裂、挛缩,线粒体肿胀、嵴断裂、溶解,严重时心肌细胞死亡。

2. 脑变化

(1) 代谢改变

降低——ATP、CP、cGMP、葡萄糖、糖原、天门冬氨酸、谷氨酸等

升高——cAMP、游离脂肪酸、花生四烯酸和硬脂酸、乳酸、γ-氨基丁酸、丙氨酸

(2) 结构改变:脑水肿和脑细胞坏死、胶质细胞肿胀、神经纤维脱髓鞘。

3. 其他组织器官变化

(1) 肠改变

广泛的肠上皮坏死

肠黏膜屏障、分泌和吸收功能↓

肠内细菌移位引起机体内源性感染

（2）肾改变：血清肌酐升高、急性肾小管坏死和急性肾功能衰竭。

（3）骨骼肌改变：肌肉微血管和肌细胞损伤。

4. 细胞凋亡与坏死

- 缺血早期以细胞凋亡为主，晚期以细胞坏死为主
- 梗死灶中央以细胞坏死为主，周边以细胞凋亡为主
- 轻度缺血以细胞凋亡为主，重度缺血通常发生细胞坏死

☞ 难点提示

1. 呼吸爆发

再灌注组织重新获得氧供的短时间内，激活的中性粒细胞耗氧量显著增加，产生大量的氧自由基，称为呼吸爆发。

2. 钙超载与自由基的关系

自由基生成增多可引起钙超载，钙超载又能促进自由基生成，两者形成恶性循环，加重细胞损伤。①自由基增多引起钙超载：自由基可引起细胞膜脂质过氧化增强，膜通透性增加，细胞外钙离子内流；线粒体功能障碍，ATP 生成减少，Ca^{2+} - ATP 酶活性下降，肌细胞内钙离子浓度增加；抑制膜蛋白，使钙泵、钠泵功能降低，Na^+ - Ca^{2+} 交换系统功能紊乱，导致胞质内 Ca^{2+} 浓度升高造成钙超载。②钙超载促进自由基生成：钙超载使钙敏感蛋白水解酶活性增高，促使黄嘌呤脱氢酶转变为黄嘌呤氧化酶，使自由基生成增加；钙依赖性磷脂酶 A_2 激活，使花生四烯酸生成增加，进而产生自由基。

3. 缺血-再灌注对机体的影响

缺血后再灌注对机体既有有利的一面，又有有害的一面。当组织器官发生短时间缺血并能及时恢复血液再灌注时，由于组织器官重新得到氧供应和必需的营养物质，并能及时清除代谢废物，可减轻缺血引起的损伤，使器官的功能迅速恢复。缺血时间过长，可造成器官组织的不可逆损伤。但缺血时间较长，尽管没有造成器官组织不可逆损伤，再恢复血液灌注时，器官组织反而出现比再灌注前更明显、更严重的损伤，引起结构破坏和功能障碍加重的病理变化，即引起缺血-再灌注损伤。

第二十一章

心力衰竭

★ 掌握心力衰竭的概念

▲ 熟悉心力衰竭的病因、诱因、发病机制及机体功能代谢变化

● 了解心力衰竭时机体的代偿反应

☞ **重点提示**

★概念

心力衰竭是指由于心脏收缩和（或）舒张功能障碍，使心输出量绝对或相对减少（即心泵功能降低），以致不能满足机体代谢需要的一种病理过程或临床综合征。心力衰竭属于心功能不全的失代偿阶段，而心功能不全则包括了心泵功能下降但处于代偿阶段直至失代偿阶段，二者在本质上是相同的。

▲病因、诱因、分类

1. 病因

（1）原发性心肌舒缩功能障碍

- 心肌病变——严重、范围广泛的心肌炎、心肌梗死、心肌病和心肌纤维化
- 心肌能量代谢障碍——冠状动脉粥样硬化、严重贫血、低血压、严重维生素 B_1 缺乏

（2）心脏负荷过重

①压力负荷过重

- 左心室负荷过重——高血压、主动脉瓣狭窄
- 右心室负荷过重——肺动脉高压、阻塞性肺疾病、肺动脉瓣狭窄等

②容量负荷过重

- 左心室负荷过重——二尖瓣或主动脉瓣关闭不全
- 右心室负荷过重——三尖瓣或肺动脉瓣关闭不全、室间隔缺损、高动力循环状态

2. 诱因

$\left\{\begin{array}{l}\text{感染——尤其是呼吸道感染}\\\text{心律失常——尤其是快速型心律失常}\\\text{其他——酸碱平衡及电解质代谢紊乱、妊娠与分娩、洋}\\\qquad\text{地黄中毒、创伤及手术}\end{array}\right.$

3. 分类

(1) 按发生部位：左心衰竭、右心衰竭、全心衰竭。

(2) 按发生速度：急性心力衰竭、慢性心力衰竭。

(3) 按心输出量高低：低输出量性心力衰竭、高输出量性心力衰竭。

(4) 按心肌舒缩功能障碍：收缩性心力衰竭、舒张性心力衰竭。

▲ 发病机制

1. 心肌的收缩性减弱

(1) 收缩相关蛋白破坏

$\left\{\begin{array}{l}\text{心肌细胞坏死——严重缺血缺氧、感染、中毒}\\\text{心肌细胞凋亡——负荷过重、TNF、缺血缺氧}\\\text{心肌结构改变、心室扩张}\end{array}\right.$

(2) 能量代谢障碍

$\left\{\begin{array}{l}\text{能量生成障碍——心肌缺血缺氧、维生素 } B_1 \text{ 缺乏、ATP}\\\qquad\text{生成不足}\\\text{能量储备减少——磷酸肌酸激酶活性降低所致}\\\text{能量利用障碍——心肌过度肥大，不能正常利用 ATP}\end{array}\right.$

(3) 兴奋-收缩偶联障碍

$\left\{\begin{array}{l}\text{肌浆网对 } Ca^{2+} \text{ 摄取、贮存和释放障碍}\\\text{细胞外 } Ca^{2+} \text{ 内流受阻}\\\text{肌钙蛋白与 } Ca^{2+} \text{ 结合障碍}\end{array}\right.$

2. 心脏舒张功能和顺应性异常

(1) 心室的舒张功能障碍

Ca²⁺复位延缓

——缺血、缺氧，肌浆网摄取 Ca²⁺减少，Ca²⁺不能迅速降至与肌钙蛋白分离的水平

肌球–肌动蛋白复合体解离障碍

—— ATP 缺乏，肌球–肌动蛋白复合体不能分离，心肌处于持续收缩状态

心室舒张势能降低

——心肌收缩性减弱、冠脉灌流不足

(2) 心室顺应性降低：心肌肥大、心肌炎、心肌纤维化，室壁僵硬度增加，妨碍心室充盈。

3. 心脏各部舒缩活动不协调

(1) 原因：心肌梗死、心肌炎等病变诱发的各种类型的心律失常。

(2) 机理

心脏各部舒缩活动的协调性遭到破坏，严重影响心输出量

两侧心室不同步舒缩时，心输出量也明显下降

● 机体的代偿反应

1. 概念

完全代偿——通过代偿反应，心输出量能满足机体正常活动而暂时不表现心力衰竭

不完全代偿——通过代偿反应，心输出量仅能满足机体轻度体力活动或安静状态下心输出量的需要

代偿失调——通过代偿反应，心输出量不能满足安静状态下的需要，而表现明显的心力衰竭

2. 心脏代偿反应

(1) 心率加快：在一定范围内可以提高心输出量。

(2) 心脏扩张

紧张源性扩张——伴有收缩力增强的心脏扩张，具有代
偿作用

肌源性扩张——伴有心肌收缩力下降的心脏扩张，已丧
失代偿意义

(3) 心肌肥大

向心性肥大——不伴有心腔扩大的心肌肥大，多在后
负荷过重基础上发生，具有明显代偿
作用

离心性肥大——伴有心腔扩大的心肌肥大，多在前负荷
过重基础上发生，表现一系列失代偿

(4) 心肌收缩性增强

3. 心外代偿反应

(1) 血容量增加

心输出量减少，肾血流量减少，肾小球滤过率下降

肾素–血管紧张素–醛固酮系统激活，促进肾小管对钠、
水的重吸收

(2) 外周血液重新分配：皮肤、骨骼肌和腹腔脏器的血供
减少，保证心脑等重要脏器血供。

(3) 红细胞增多：肾脏红细胞生成素释放增加，促进骨髓
造血。

(4) 组织利用氧能力增强：细胞内线粒体数目增加和生物
氧化酶活性增强。

4. 神经-体液的代偿反应

(1) 交感-肾上腺髓质系统兴奋

> 儿茶酚胺分泌增多，心率加快，心肌收缩力加强，心输
> 出量迅速回升，组织灌流改善
> 肾小球滤过率降低，肾小管重吸收增加

(2) 肾素-血管紧张素-醛固酮系统的激活

> 血管紧张素 II 增强交感-肾上腺髓质系统的心血管效应、
> 刺激内皮素的合成和释放
> 醛固酮促进钠水重吸收

▲机体主要的功能代谢变化

1. 静脉淤血综合征

(1) 肺循环淤血：由左心衰竭引起。

① 呼吸困难

a.劳力性呼吸困难

> 概念——指病人因进行体力活动而发生的呼吸困难，休
> 息后症状可减轻或消失
>
> 发生机制
> > 体力活动时需氧增加，缺氧加剧，CO_2 潴留，
> > 刺激呼吸中枢产生"气急"
> > 体力活动时心率加快，舒张期缩短，冠脉灌注
> > 不足，左心室充盈减少加重肺淤血
> > 体力活动时，回心血量增多，肺淤血加重

b.夜间阵发性呼吸困难

概念——患者在熟睡后突然感到胸闷气塞而坐起，伴有咳嗽、喘息及哮鸣音，是左心衰的典型表现

发生机制

平卧后，胸腔容积减少，不利于通气

入睡后，迷走神经相对兴奋，使支气管收缩，气道阻力增大

睡眠时中枢神经相对抑制，只有在缺氧严重时，才能刺激呼吸中枢，使患者突感呼吸困难而惊醒

c.端坐呼吸

概念——平卧可加重呼吸困难而被迫采取端坐或半卧位以减轻呼吸困难

发生机制

血液转移到身体下部，减轻肺部淤血

膈肌位置相对下移，增加胸腔容积

减少下肢水肿液的吸收，缓解肺淤血

②肺水肿:主要为毛细血管压急剧升高和通透性加大引起，咳粉红色泡沫样痰。

（2）体循环淤血：由右心衰竭或全心衰竭引起。

静脉淤血和静脉压升高

右心衰竭，静脉回流障碍，水钠潴留，体循环大量血液淤积

主要表现为颈静脉怒张、臂肺循环时间延长、肝颈静脉反流征阳性

水肿

水钠潴留和毛细血管压升高

表现为皮下水肿、腹水、胸水

肝肿大、压痛和肝功能异常

肝脏淤血、水肿、肿大，包膜紧张

表现为疼痛、肝功能异常

胃肠功能改变

胃肠道淤血，动脉血液灌流不足

表现为消化不良、食欲不振、恶心、呕吐、腹泻等

2. 低输出量综合征

（1）皮肤苍白或紫绀

> 心输出量不足，交感神经兴奋，皮肤血管收缩，血流减少，患者皮肤苍白，皮温降低
>
> 当血中还原血红蛋白超过 5g/L，出现紫绀

（2）无力、失眠、嗜睡

> 肌肉的血供减少，能量代谢水平降低，疲乏无力
>
> 脑血流下降，中枢神经系统供氧不足，出现头痛、失眠、嗜睡、甚至昏迷

（3）尿量减少

> 心输出量下降、交感神经兴奋使肾动脉收缩，肾小球滤过率下降
>
> 肾小管重吸收功能增强，造成尿量减少

（4）心源性休克：急性或严重心衰，心输出量急剧减少，动脉血压下降，组织微循环的灌流量显著减少，发生心源性休克。

重点提示

心衰时心率加快和心肌肥大两种代偿反应的意义

心率加快是心脏快捷而有效的代偿方式。在一定范围内，心率加快不仅可提高心输出量，还可提高舒张压而有利于冠脉的灌注。心率加快是心功能损伤后最容易被动员起来的一种代偿活动，这种代偿出现得最早且见效迅速，贯穿心力衰竭发生发展的全过程。但这种代偿也有一定的局限性，当心率加快到一定的程度（≥180 次/分）时，耗氧量增加，舒张期过短，心

室充盈不足和冠脉供血减少，反而使心输出量降低。

心肌肥大是心脏长期处于负荷过度情况下而逐渐发展起来的一种慢性代偿机制。虽然单位重量肥大心肌的收缩力减弱，但由于整个心脏的重量增加，所以肥大的心肌收缩力是增加的，具有明显的代偿作用。但一旦心脏负荷或心肌损害进一步加重，心肌收缩力即会下降，而出现一系列失代偿表现。

第二十二章

呼吸衰竭

★掌握呼吸衰竭的概念

▲熟悉呼吸衰竭的病因和发病机制

●了解呼吸衰竭时机体的功能代谢变化

☞ 重点提示

★概念

呼吸衰竭是指由于外呼吸功能严重障碍，导致肺吸入氧气和（或）排出二氧化碳功能不足，出现动脉血氧分压（PaO_2）低于正常范围，伴有或不伴有二氧化碳分压（$PaCO_2$）升高的病理过程。一般以 PaO_2 低于 60mmHg，$PaCO_2$ 高于 50mmHg 作为判断呼吸衰竭的标准。

▲病因和发病机制

1. 肺通气功能障碍

当肺通气障碍使肺泡通气不足时可发生呼吸衰竭。血气变化特点是：总肺泡通气量不足，使肺泡气氧分压下降和二氧化碳分压升高，通过血气交换后，导致动脉血 $PaO_2\downarrow$ 和 $PaCO_2\uparrow$。

（1）限制性通气不足：指吸气时肺泡的扩张受限制所引起的肺泡通气不足。其发生原因有：

呼吸肌活动障碍 ⎰ 中枢或周围神经的器质性病变
⎨ 过量安眠药、镇静药和麻醉药
⎱ 呼吸肌收缩功能障碍

胸廓顺应性降低 ⎰ 严重的胸廓畸形、胸膜纤维性增厚
⎱ 胸壁外伤、气胸、胸腔积液

肺的顺应性降低 ⎰ 严重的肺纤维化
⎨ 表面活性物质减少 ⎰ Ⅱ型肺泡上皮细胞受损
⎱ ⎱ 表面活性物质大量消耗、稀释和破

（2）阻塞性通气不足：指由于气道狭窄或阻塞所引起的通气障碍。其发生原因有：

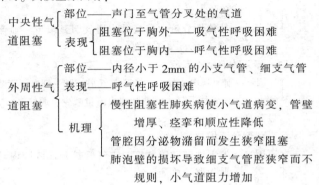

中央性气
道阻塞
{
　部位——声门至气管分叉处的气道
　表现 {
　　阻塞位于胸外——吸气性呼吸困难
　　阻塞位于胸内——呼气性呼吸困难
}

外周性气
道阻塞
{
　部位——内径小于 2mm 的小支气管、细支气管
　表现——呼气性呼吸困难
　机理 {
　　慢性阻塞性肺疾病使小气道病变，管壁增厚、痉挛和顺应性降低
　　管腔因分泌物潴留而发生狭窄阻塞
　　肺泡壁的损坏导致细支气管腔狭窄而不规则，小气道阻力增加
}
}

2. 弥散障碍

由于肺泡膜面积减少或肺泡膜异常增厚，弥散时间缩短引起的气体交换障碍。血气变化特征：PaO_2 降低，$PaCO_2$ 一般不升高。

原因及
机制
{
　肺泡膜面积减少——严重的肺实变、肺不张、肺气肿和肺叶切除
　肺泡膜厚度增加——肺水肿、肺透明膜形成、肺纤维化、间质性肺炎
　弥散时间缩短——肺泡膜面积减少、厚度增加，血液和肺泡接触时间过短
}

3. 肺泡通气-血流比例失调

肺的总通气量正常，但肺通气和（或）血流不均匀，造成部分肺泡通气-血流比例失调，也可引起气体交换障碍，导致呼吸衰竭。血气变化特征是 PaO_2 降低，而 $PaCO_2$ 可正常或降低，严重时也可升高。

(1) 部分肺泡通气不足

原因——慢性阻塞性肺疾病、肺炎致肺实变、肺纤维化
和肺不张

特点——功能性分流（病变肺泡通气明显减少，血流正
常，V/Q 显著降低）

(2) 部分肺泡血流不足

原因——肺动脉分支栓塞、DIC、肺气肿、肺毛细血管床减少

特点——死腔样通气（病变肺泡血流量减少，通气多，V/Q
显著高于正常）

(3) 解剖分流增加

原因——先天性肺动静脉瘘、支气管扩张症或肺内动静
脉短路开放等

特点——真性分流（解剖分流的静脉血未经氧合即掺入
到动脉血中）

● **机体主要功能代谢变化**

1. 酸碱平衡及电解质紊乱

(1) 呼吸性酸中毒

原因——Ⅱ型呼吸衰竭时，肺泡通气不足，二氧化碳排出
受阻而潴留

电解质
变化

高钾血症——急性期细胞内 K^+ 外移；慢性期肾小
管上皮细胞排 K^+ 减少

低氯血症——高碳酸血症，Cl^- 转移入细胞，尿中
Cl^- 以 NH_4Cl 和 $NaCl$ 形式排出

(2) 代谢性酸中毒

原因

严重缺氧，酸性产物增多，或呼吸性酸中毒合并代谢
性酸中毒

呼吸衰竭时出现肾功能不全，肾小管排酸保碱功能降低

特点——呼吸性酸中毒合并代谢性酸中毒时，血 Cl^- 可正常

（3）呼吸性碱中毒：Ⅰ型呼吸衰竭，因缺氧引起肺过度通气，血 K^+↓，血 Cl^-↑。

2. 呼吸系统变化

（1）低氧和高碳酸血症对呼吸功能的影响

$\begin{cases} PaO_2\downarrow \xrightarrow{\text{外周化学感受器}} \text{呼吸运动}\uparrow \\ PaCO_2\uparrow \xrightarrow{\text{中枢化学感受器}} \text{呼吸运动}\uparrow \\ PaO_2<30mmHg \rightarrow \text{呼吸抑制} \\ PaCO_2>80mmHg \rightarrow \text{呼吸抑制} \end{cases}$

（2）呼吸系统病变

$\begin{cases} \text{阻塞性通气不足——气流受阻可表现为深而慢呼吸} \\ \text{上呼吸道不全阻塞——出现吸气性呼吸困难} \\ \text{下呼吸道阻塞——发生呼气性呼吸困难} \\ \text{限制性通气障碍——反射性地引起呼吸浅而快} \\ \text{中枢性呼吸衰竭或严重缺氧——出现潮式呼吸、间歇呼} \\ \qquad\qquad\qquad\qquad\qquad\qquad\quad \text{吸、抽泣样呼吸或叹气} \\ \qquad\qquad\qquad\qquad\qquad\qquad\quad \text{样呼吸、呼吸停止等} \end{cases}$

3. 循环系统变化

（1）对心脏和血管的影响

一定程度的 PaO_2↓和 $PaCO_2$↑，可兴奋血管运动中枢，导致代偿性心率加快、心收缩力增强，但严重时有抑制作用，导致心收缩力下降、心律失常。

（2）慢性右心衰竭

肺泡缺氧和 CO_2 潴留，血液 H^+ 浓度过高，引起肺小动脉
收缩，肺动脉压升高

肺血管肌层增厚和血管硬化，使管腔狭窄，形成持久稳
定的慢性肺动脉高压

肺毛细血管床减少，肺小动脉壁炎症增厚或纤维化等，
导致肺动脉高压

慢性缺氧所致红细胞增多症使血液黏度增高，加重了肺
血流阻力和右心负担

胸内压异常升高，心脏受压，影响心脏的舒张功能

缺氧、二氧化碳潴留、酸中毒和电解质紊乱均可损害心肌

4. 中枢神经系统变化

（1）肺性脑病：由呼吸衰竭引起的以中枢神经系统功能障碍为主要表现的综合征。

（2）发病机制

缺氧与
酸中毒

脑血管扩张

血管内皮细胞损伤，通透性增高、血管内凝血

细胞 ATP 生成减少，细胞内 Na^+ 及水增多

脑充血、水肿使颅内压增高，可导致脑疝

脑脊液 pH 降低——神经细胞酸中毒，引起细胞损伤，呼
吸抑制

5. 肾功能变化

表现

轻者——尿中出现蛋白、红细胞、白细胞及管型

重者——发生急性肾功能衰竭，出现少尿、氮质血
症和代谢性酸中毒

机理——缺氧与高碳酸血症，使肾血管收缩，肾血流量严
重减少

6. 胃肠变化

表现——胃肠黏膜糜烂、坏死、出血与溃疡形成

机理 $\begin{cases} \text{严重缺氧，胃壁血管收缩，降低胃黏膜的屏障作用} \\ CO_2 \text{潴留，增强胃壁细胞碳酸酐酶活性，胃酸分泌} \\ \text{增多} \end{cases}$

☞ 重点提示

1. 急性呼吸窘迫综合征（ARDS）的发生机制

ARDS 是由急性肺损伤引起的呼吸衰竭。常见的原因有化学因素、物理因素、全身病理过程如休克、败血症等。发病机制是由于肺泡–毛细血管损伤及炎症介质的作用使肺泡上皮和毛细血管内皮细胞通透性增高，引起肺水肿，导致弥散障碍；肺泡Ⅱ型上皮细胞损伤使表面活性物质的生成减少，导致肺不张，而出现肺内分流；肺内 DIC 及炎性介质引起的肺血管收缩，可导致死腔样通气。上述原因均使 PaO_2 降低，导致Ⅰ型呼衰。其中以肺泡通气血流比例失调为主要发病机制。由于 PaO_2 降低对血管化学感受器的刺激，肺充血、水肿对肺泡毛细血管旁 J 感受器的刺激，使病人的呼吸运动加深加快，导致呼吸窘迫和 $PaCO_2$ 降低。极端严重者，由于病变广泛，肺总通气量减少，可发生Ⅱ型呼衰。

2. 低氧血症和高碳酸血症对呼吸系统的影响

CO_2 是调节呼吸的最重要的生理性化学因子，而 CO_2 对正常呼吸的调节作用不大。当呼吸功能不全导致严重的、长时间的 CO_2 潴留，会造成中枢化学感受器对 CO_2 的刺激作用发生适应；而且当 $PaCO_2>80mmHg$，会对呼吸中枢产生抑制和麻醉效

应，此时呼吸运动主要靠 PaO_2 降低对外周化学感受器的刺激作用而得以维持。因此，对此类患者进行氧疗时，如吸入高浓度氧，由于解除了低氧对呼吸的刺激作用，可造成呼吸抑制，应注意避免。

第二十二章

肝功能衰竭

▲ 熟悉肝功能衰竭的概念

▲ 熟悉肝性脑病的概念、临床表现、发病机制、诱发因素

● 了解肝功能衰竭的分类、病因和对机体的影响

● 了解肝肾综合征

☞ 重点提示

▲概念

各种原因导致肝细胞严重损伤，使其代谢、分泌、合成、解毒与免疫功能发生严重障碍，机体出现黄疸、出血、继发性感染、肝性脑病等一系列临床综合征，称为肝功能不全。肝功能衰竭是指肝功能不全的晚期阶段。

●分类及病因

1. 急性肝功能衰竭

原因——严重而广泛的肝细胞变性或坏死

表现——病情凶险，12~24 小时发生黄疸，2~4 天进入昏迷状态，明显出血倾向

2. 慢性肝功能衰竭

原因——肝硬化的失代偿期和部分肝癌的晚期

表现——病情进展缓慢，病程较长，在某些诱因作用下，病情突然加剧，发生昏迷

●对机体的影响

1. 物质代谢障碍

(1) 糖代谢障碍

低血糖症 ┤ 肝内糖原合成、贮存和分解能力降低
葡萄糖-6 磷酸酶活性降低
胰岛素的灭活功能减低

糖耐量降低——胰高血糖素比胰岛素更多

(2) 蛋白质代谢障碍——白蛋白合成减少，低蛋白血症

(3) 脂类代谢障碍

脂肪肝——脂肪酸氧化、脂蛋白合成减少

血浆胆固醇减少——游离胆固醇、胆固醇酯减少

(4) 血清酶改变

升高——转氨酶、乳酸脱氢酶、碱性磷酸酶、γ-谷氨酰转肽酶

降低——胆碱酯酶

2. 胆汁分泌和排泄障碍

(1) 高胆红素血症——黄疸

(2) 肝内胆汁淤积引起

黄疸、皮肤瘙痒，血清结合胆红素、碱性磷酸酶等增高

出血倾向

肠源性内毒素血症

动脉血压降低与心动过缓

胆碱酯酶活性降低致使神经系统抑制

3. 凝血功能障碍

凝血因子合成减少

并发 DIC，凝血因子消耗增加

FDP 增多及纤溶亢进

血小板数量严重减少

4. 免疫功能障碍

Kupffer 细胞、免疫球蛋白和补体减少

易继发细菌感染及菌血症

引起肠源性内毒素血症

促炎因子引起肝细胞损伤

5. 生物转化功能障碍

药物代谢障碍——药物半衰期延长，易发生药物中毒

毒物的解毒障碍——肠道吸收的毒物和分解产物蓄积，导致肝性脑病

激素代谢障碍

雌激素增多
- 卵巢功能紊乱，月经失调
- 男性乳房发育、睾丸萎缩和不育
- 蜘蛛痣、肝掌

醛固酮、抗利尿激素增多——钠水潴留和低钾血症

皮质醇增多——毛发脱落、色素沉着、易感染

胰岛素持续升高——血糖降低，血浆氨基酸失衡

▲肝性脑病

1. 概念

是指严重肝脏疾病发生肝功能衰竭时，大量毒性物质在体内聚集，经血液循环进入脑内所继发的一种以神经、精神症状为主要表现的综合征。

2. 临床表现

- 一期——以轻微性格和行为改变为主
- 二期——以行为失常、定向障碍、运动不协调为主
- 三期——以陷入昏睡和精神错乱为主
- 四期——深昏迷状态，神志丧失，不能唤醒

3. 发病机制

（1）氨中毒学说：当肝功能严重受损时，血氨水平升高，从而引起脑功能障碍。

①血氨升高的原因

氨的生成增多 {
　肠道产氨增加
　合并肾功能不全时，尿素排出减少
　肌肉活动产氨增多
　消化道出血被肠道细菌分解
}

氨的清除不足——鸟氨酸循环障碍

门-体侧支循环的建立——氨绕过肝直接进入体循环

②血氨升高对脑的毒性作用

a.干扰脑的能量代谢

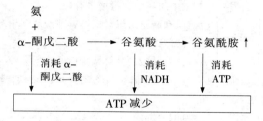

b.脑内神经递质改变 {
　兴奋性神经递质减少
　抑制性神经递质增多
}

c.对神经细胞膜的抑制作用

d.促进脑水肿发生

（2）假性神经递质学说：肝性脑病的发生是由于正常神经递质被假性神经递质所取代，使脑干网状结构中神经突触部位冲动的传递发生障碍，从而引起神经系统的功能障碍而导致肝性脑病。

正常神经递质 {
　去甲肾上腺素和多巴胺
　维持大脑皮质的兴奋性，参与维持机体的协调运动
}

假性神经递质
├ 苯乙醇胺和羟苯乙醇胺结构与正常神经递质相似，但传递信息作用减弱
├ 产生机理
│   ├ 肝解毒功能降低
│   └ 门-体侧支循环形成
└ 毒性作用——竞争性取代正常递质

（3）血浆氨基酸失衡学说：肝性脑病患者血中氨基酸含量有明显变化。

① 支链氨基酸减少与芳香族氨基酸增多
├ 原因——与血中胰岛素含量增多有关
│   ├ 骨骼肌和脂肪组织对支链氨基酸的利用和分解加强而使之减少
│   └ 芳香族氨基酸的分解减少而使之增多
└ 毒性作用——生成苯乙醇胺和羟苯乙醇胺（假性神经递质）

② 色氨酸代谢异常
├ 原因——色氨酸分解降低
├ 机理——色氨酸在脑内生成5-羟色胺
└ 毒性作用——5-羟色胺中枢抑制并取代去甲肾上腺素

（4）γ-氨基丁酸学说
├ 原因——肝分解减少，或绕肝进入体循环而增多
└ 机理——进入脑内与神经突触后膜的受体结合，细胞外氯离子内流，神经元呈超极化而中枢抑制

4. 诱发因素

肝性脑病的诱发因素是指凡能增加毒性产物来源、降低肝的解毒功能、增加脑组织对毒性产物的敏感性、降低脑细胞对毒物的耐受性以及引起血脑屏障通透性增高的各种因素。主要诱因有：消化道出血，蛋白饮食，输库存陈旧血，使用镇静及麻醉类、利尿药物等，都能加重肝损伤。

●肝肾综合征

是指继发于严重肝功能衰竭基础上的肾功能衰竭,又称肝性肾功能衰竭。主要临床表现为少尿、无尿、氮质血症等。

1.分类

$$\begin{cases} 功能性肝肾综合征 \\ 器质性肝肾综合征 \end{cases}$$

2.发病机制

$$\begin{cases} 肾小球滤过率降低——少尿 \\ 肾血管收缩——少尿、痰质血症 \end{cases}$$

☞ 重点提示

高血氨与血浆氨基酸失衡的关系

高血氨与血浆氨基酸失衡相互依赖,互为因果,共同促进昏迷的发生。一方面,血氨可刺激胰高血糖素的分泌,从而导致来自氨基酸的糖异生与产氨进一步增高。此时胰岛素的分泌也增多,使肌肉、脂肪组织摄取支链氨基酸(BCAA)增多,导致血浆 BCAA 水平下降。同时由于胰高血糖素增强分解代谢的作用,使芳香族氨基酸(AAA)水平增高,导致血浆氨基酸失衡。另一方面,高血氨在脑内与谷氨酸结合形成谷氨酰胺,谷氨酰胺增多促进游离色氨酸、苯丙氨酸和酪氨酸流入脑内,其结果是 5-羟色氨与假性神经递质生成增加,而真性神经递质合成受到阻抑,从而诱发肝性脑病。同时 BCAA 的减少也可加重氨的毒性作用。

第二十四章

肾功能衰竭

▲熟悉急、慢性肾功能衰竭及尿毒症的概念、病因、分类、机体的功能代谢变化

●了解急、慢性肾功能衰竭及尿毒症的发病机制

☞ 重点提示

▲概念

肾功能衰竭是指各种原因引起肾泌尿功能严重障碍，使体内代谢产物堆积，水、电解质和酸碱平衡紊乱以及肾内分泌功能障碍的临床综合征。

一、急性肾功能衰竭

▲概念

急性肾功能衰竭（ARF）是指各种原因导致肾泌尿功能急剧降低，引起机体内环境发生严重紊乱的急性病理过程，主要表现为少尿或无尿、氮质血症、高钾血症、代谢性酸中毒及水中毒等。

▲ 病因与分类

1. 病因

（1）肾前因素：肾脏血液灌流量急剧减少，肾小球滤过率显著下降，肾脏无器质性损害。

（2）肾性因素

> 急性肾小管坏死——由持续性肾缺血和肾毒物所致肾小管损害
>
> 肾实质损害——肾小球肾炎、肾动脉血栓形成或栓塞、急性肾炎等肾脏器质性损害

（3）肾后因素

> 由肾盂至尿道口任何部位的尿路梗阻所致
>
> 早期无肾脏器质性损害

2. **分类**

（1）根据病因分类：肾前性 ARF、肾性 ARF、肾后性 ARF。

（2）根据尿量分类：少尿型 ARF、非少尿型 ARF。

（3）根据肾脏是否发生器质性损害分类：功能性 ARF、器质性 ARF。

● **少尿型 ARF 发病机制**

1. **肾缺血**

（1）肾灌注压下降：当全身动脉血压显著下降时，肾灌注压随之下降，使肾脏缺血。

（2）肾血管收缩

> 缩血管物质增多——如儿茶酚胺、血管紧张素、内皮素、血管加压素
>
> 舒血管物质减少——如前列腺素、激肽、一氧化氮

（3）血液流变学变化

> 血黏度增高、白细胞黏附于血管壁
>
> 微血管阻塞、肾微血管口径缩小、自动调节功能丧失

2. **肾小管细胞损伤**

（1）原尿回漏：原因为肾小管上皮细胞坏死、基膜断裂，原尿扩散到肾间质。结果是尿量减少、肾间质水肿、肾小管受压、囊内压升高、肾小球滤过率进一步下降。

（2）肾小管阻塞：妨碍尿液排出，囊内压升高，肾小球滤过率降低。

▲发病过程及功能代谢变化

1. 少尿型 ARF 分期及功能代谢变化

(1) 少尿期

少尿或无尿——24 小时尿量可 < 400mL（少尿）或 < 100mL（无尿）

高钾血症
- 肾排钾减少
- 组织损伤，钾释放到细胞外增多
- 代谢性酸中毒，钾向细胞外转移
- 摄入过多的含钾食物、药物、保钾利尿剂及输库存血

氮质血症——血液中尿素、尿酸、肌酐等非蛋白含氮物质增多，引起自身中毒

水中毒
- 肾排水减少
- 组织分解代谢增强，使内生水增多
- 输液过多

代谢性酸中毒——分解代谢加强，酸性代谢产物生成增多，肾排出减少

(2) 多尿期（尿量每日 400 mL 以上）

- 肾小球滤过功能恢复
- 肾间质水肿消退、肾小管阻塞解除
- 潴留的代谢产物排出增多，产生渗透性利尿
- 新生的肾小管上皮细胞重吸收水、钠功能尚未完全恢复

(3) 恢复期

- 尿量逐渐恢复正常
- 氮质血症及水、电解质和酸碱平衡紊乱得到纠正
- 相应的症状消失

2. 非少尿型 ARF

特点
- 肾小管浓缩功能障碍，尿量较多（每日 400~1000 mL）
- 尿比重降低，尿钠含量较低
- 进行性氮质血症及水、电解质和酸碱平衡紊乱

二、慢性肾功能衰竭

▲概念

慢性肾功能衰竭（CRF）是指各种肾脏疾病的晚期，由于肾单位进行性破坏，残存肾单位不能充分排出代谢废物和维持内环境稳定，使体内发生代谢产物蓄积，水、电解质和酸碱平衡紊乱以及肾脏内分泌功能障碍等引起的一系列临床综合征。

▲病因

1. 肾疾患

慢性肾小球肾炎、慢性肾盂肾炎、肾结核、多囊肾、全身性红斑狼疮等。

2. 肾血管疾患

高血压病、糖尿病性肾小动脉硬化、结节性动脉周围炎等。

3. 尿路慢性阻塞

尿路结石、前列腺肥大、肿瘤等。

▲发病过程（表 24-1）

表 24-1　　　　慢性肾衰竭的发展阶段

分期	内生肌酐清除率（mL/min）	氮质血症	临床表现
肾功能不全代偿期	>50	无	无明显临床症状
肾功能不全失代偿期	20~50	轻度或中度	乏力、贫血、多尿、夜尿、消化道不适
肾衰竭期	<20	较重	严重贫血、代谢性酸中毒、低钙、高磷、高氯、低钠血症
尿毒症期	<10	严重	尿毒症的各种症状

● 发病机制

1. 健存肾单位日益减少

不足以维持内环境稳定。

2. 矫枉失衡

"矫枉"——通过代偿使某种调节因子分泌增多，以促进毒性代谢产物的排泄

"失衡"——由矫枉作用引起新的不良影响，使肾衰竭进一步加剧

3. 肾小球过度滤过

残存肾单位继发性破坏，导致肾小球纤维化和硬化。

▲功能代谢变化

1. 泌尿功能障碍

（1）尿量的变化

夜尿——夜间排尿增多，夜间尿量与白天相近，甚至超
过白天尿量

多尿——24 小时尿量超过 2000 mL

流经残存肾小球的血量增多，滤过的原尿多、流
速快，使肾小管来不及重吸收

渗透性利尿

肾髓质破坏，尿浓缩功能降低

少尿——全日尿量少于 400 mL，有功能的肾单位极度
减少，致肾小球滤过率显著下降

（2）尿成分的变化

蛋白尿——肾小球滤过膜通透性增强，滤过的蛋白质重
吸收减少

血尿、管型尿——肾小球基膜局灶性溶解破坏、通透性
增高，红、白细胞滤出成各种管型

（3）尿渗透压的变化：肾小管浓缩功能减退而稀释功能正
常，早期出现低渗尿，晚期肾小管浓缩、稀释功能均丧失，出
现等渗尿。

2. 氮质血症

血浆尿素、肌酐、尿酸升高，引起自身中毒症状。

3. 代谢性酸中毒

肾小球滤过率下降，酸性代谢产物滤过减少

肾小管上皮细胞泌 H^+、排 NH_3 减少，重吸收 $NaHCO_3$ 降低

机体分解代谢增强，使酸性代谢产物生成增多

4. 水、电解质代谢紊乱

（1）水代谢失调：肾脏对水负荷变化的调节适应能力下降，
由肾脏对尿的浓缩与稀释能力降低引起。

(2) 钠代谢失调

{ 渗透性利尿使大量钠随尿排出
残留肾单位的原尿流速快，钠来不及重吸收
体内甲基胍蓄积，抑制肾小管对钠的重吸收 }

(3) 钾代谢失调

{ 高钾——少尿、严重酸中毒、急性感染、应用钾盐过多
低钾——进食过少或严重腹泻 }

(4) 钙、磷代谢失调

{ 血磷升高——CRF后期，肾小球对磷滤过极度下降，
　　　　　　　PTH升高使骨磷释放
血钙降低——维生素D代谢障碍，肠吸收钙减少，血
　　　　　　　磷升高时血钙降低 }

5. 肾性骨营养不良

表现 { 成年人——骨质疏松、纤维性骨炎和骨软化症
儿童——肾性佝偻病 }

发生
机制 { 钙磷代谢障碍
继发性甲状旁腺功能亢进
维生素 D_3 代谢障碍
代谢性酸中毒 }

6. 肾性高血压

{ 钠水潴留——引起血容量增加、心输出量增多
肾素-血管紧张素系统活性增强——血管收缩、外周血管
　　　　　　　　　　　　　　　　　　　　阻力增加
肾分泌扩血管物质减少——如 PGE_2、PGA_2 减少 }

7. 肾性贫血

- 促红细胞生成素减少，骨髓干细胞生成红细胞减少
- 血液中的毒性物质引起溶血、抑制红细胞生成
- 铁与叶酸不足，影响红细胞生成
- 毒素抑制骨髓和出血加重贫血

8. 出血倾向

- 表现——皮下瘀斑和黏膜出血
- 机理——血中毒性物质抑制血小板功能，血小板黏附和聚集减少、血小板第三因子释放受抑制，凝血障碍

三、尿毒症

▲概念

急性和慢性肾功能衰竭发展到最严重的阶段，由于肾单位大量破坏，使终末代谢产物和内源性毒性物质在体内蓄积、水和电解质及酸碱平衡紊乱、内分泌功能失调，从而引起一系列自体中毒症状。

●发病机制

1. 大分子毒性物质

主要为异常增多的激素，如甲状旁腺激素（PTH）、胃泌素、胰岛素、生长激素等异常增多，导致肾性骨营养不良、皮肤瘙痒、软组织坏死、胃溃疡、贫血、心肌损害、周围神经受损等。

2. 中分子毒性物质

多肽、细胞或细菌崩解产物等，可致嗜睡、运动失调、神经系统病变，抑制白细胞吞噬和细胞免疫功能。

3. 小分子毒性物质

（1）尿素：引起头痛、恶心、呕吐、糖耐量降低、出血倾向、纤维素性心包炎，影响神经中枢的整合功能。

（2）胍类：甲基胍和胍基琥珀酸。引起厌食、呕吐、抽搐、出血、溶血，抑制血小板功能。

（3）胺类：多胺、芳香族胺、脂肪族胺等。引起恶心、呕吐、扑翼样震颤，促进脑水肿及肺水肿。

▲功能代谢变化

1. 神经系统

表现
- 尿毒症脑病——头痛、头昏、记忆力减退，严重时谵妄、幻觉、扑翼样震颤、嗜睡、昏迷
- 周围神经病变——下肢疼痛、痛觉过敏，严重时运动障碍

原因
- 中枢神经系统能量代谢障碍，脑细胞膜通透性增高，引起脑水肿
- 肾性高血压使脑血管痉挛，加重脑缺血、缺氧
- PTH 促进铝进入脑细胞，产生痴呆；促进钙进入雪旺细胞或轴突，引起周围神经损害

2. 心血管系统

- 高钾血症→心律失常
- 钠水潴留、高血压、酸中毒、贫血、毒性物质→心力衰竭
- 尿毒症毒素刺激心包→纤维素性心包炎

3. 呼吸系统

呼吸加深加快，严重时潮式呼吸或 Kussmaul 呼吸，呼出气中有氨味，纤维素性胸膜炎，肺水肿。

4. 消化系统

食欲减退、恶心、呕吐、腹泻、口腔黏膜溃疡、消化道出血、胃溃疡形成。

5. 内分泌系统

前列腺素、红细胞生成素、1，25-二羟维生素 D_3 等分泌障碍和 PTH 分泌过多，垂体-性腺功能失调。

6. 免疫系统

细胞免疫明显抑制，中性粒细胞吞噬、杀菌能力减弱。

7. 物质代谢

糖——葡萄糖耐量降低

蛋白质——负氮平衡

脂肪——血中甘油三酯增高，高脂血症

8. 皮肤

瘙痒、出现尿素霜、黑色素沉积及眼睑肿胀，出现尿毒症的特殊面容。

重点提示

何为急性肾衰最严重的并发症是高钾血症？

因为高钾可使心肌中毒，引起心律失常，甚至心脏停搏而死亡。其发病机制主要是：①肾排钾减少；②组织分解代谢增强，钾从细胞内释放出；③酸中毒使钾从细胞内向外转移；④低血钠时，肾小球滤过液中的钠减少使钠-钾交换减少，钾排出减少所致。

附 录

模拟试卷

本科生试卷

一、单项选择题 (在备选答案中只有一个选项是正确的, 每小题1分, 共40分)

(一) A型题

1. 下列细胞损伤后哪一种最易完全再生(　　)
　A.神经细胞　　　　B.心肌细胞　　　　C.横纹肌细胞
　D.上皮细胞　　　　E.肾小球细胞

2. 脾、肾等器官梗死后的组织变化多属于(　　)
　A.干性坏疽　　　　B.湿性坏疽　　　　C.气性坏疽
　D.凝固性坏死　　　E.液化性坏死

3. 慢性纤维空洞型肺结核的空洞特点是(　　)
　A.肺内有一个或多个慢性厚壁空洞
　B.空洞大小一致, 形态规则
　C.空洞多位于肺下叶
　D.肺内有一个或多个薄壁空洞
　E.洞壁内层无结核菌

4. 伤寒病的病变性质为(　　)
　A.急性增生性炎　　B.急性变质性炎　　C.化脓性炎
　D.浆液性炎　　　　E.纤维素性炎

5. 患者有畏寒、发热、腹痛、腹泻、脓血便和里急后重, 首先应考虑为(　　)
　A.阿米巴痢疾　　　B.细菌性食物中毒　　　C.肠结核
　D.急性肠炎　　　　E.细菌性痢疾

6. 脑组织有广泛性神经细胞变质为主的疾病是(　　)
　A.结核性脑膜炎　　　　　　　B.流行性乙型脑炎

C.流行性脑脊髓膜炎   D.脑脓肿

E.钩端螺旋体病 (脑型)

7. 快速进行性肾小球肾炎的病变特点为( )

  A.基底膜增厚   B.系膜细胞增生

  C.大量新月体形成   D.系膜细胞和上皮细胞增生

  E.单核细胞浸润

8. 引起儿童肾病综合征最常见的肾小球疾病是( )

  A.脂性肾病   B.膜性肾小球肾炎

  C.链球菌感染后肾小球肾炎   D.快速进行性肾小球肾炎

  E.系膜增生性肾小球肾炎

9. 肝细胞呈碎屑样坏死和桥接坏死常见于( )

  A.急性重型肝炎   B.亚急性重型肝炎

  C.轻度慢性肝炎   D.重度慢性肝炎

  E.急性普通性肝炎

10. 早期胃癌是指( )

  A.癌组织仅限于黏膜层

  B.癌组织仅限于腺体内

  C.癌组织局限于黏膜层及黏膜下层

  D.癌变面积小及无淋巴结转移

  E.癌组织仅侵及浅肌层

11. 假性神经递质系指( )

  A.苯乙醇和酪胺   B.多巴胺和去甲肾上腺素

  C.苯乙醇胺和羟苯乙醇胺   D.苯乙胺和苯乙醇胺

  E.酪胺和苯乙醇胺

12. 当临床上患者出现明显缺氧、紫绀症状，表明大叶性肺炎病变正处于( )

  A.充血水肿期   B.红色肝样变期

  C.灰色肝样变期   D.溶解消散期

  E.合并肺脓肿期

13. 慢性支气管炎患者发生通气障碍的病变基础是（　　）

A.支气管腺体增生、肥大

B.支气管平滑肌萎缩

C.支气管上皮细胞变性、坏死

D.细小支气管变形、扭曲、腔内黏液栓形成

E.支气管软骨萎缩、纤维化

14. 下列哪种肺肿瘤属于神经内分泌肿瘤（　　）

A.腺癌　　　　　　B.鳞癌　　　　　　C.大细胞癌

D.小细胞癌　　　　E.腺鳞癌

15. 阻塞性通气不足的产生是由于（　　）

A.肺泡扩张受限　　　　　　B.肺顺应性降低

C.非弹性阻力增加　　　　　D.肺泡通气血流比例失调

E.肺循环短路增加

16. 冠状动脉粥样硬化最常累及的动脉分支是（　　）

A.左冠状动脉回旋支　　　　B.右冠状动脉主干

C.左冠状动脉主干　　　　　D.右冠状动脉回旋支

E.左冠状动脉前降支

17. 最符合心力衰竭的概念是（　　）

A.静脉回心血量超过心输出量

B.心脏每搏输出量降低

C.心脏舒缩功能障碍使心输出量减少不能满足机体需要

D.心功能障碍引起大小循环充血

E.伴有肺水肿或肝脾肿大，下肢水肿的综合征

18. 缺血－再灌注损伤时细胞内钙超载的主要机制是（　　）

A.Ca^{2+}外流减少　　　　　B.线粒体损伤

C.内质网损伤　　　　　　　D.Na^+－Ca^{2+}交换增强

E.Na^+－H^+交换增强

19. 一个骨肉瘤患者在 X 线检查时发现肺内有多个散在圆形阴影，首先应考虑恶性肿瘤发生（　　）

    A.浸润生长　　　　B.淋巴道转移　　　　C.血道转移

    D.种植转移　　　　E.继发感染

20. 下列哪一项为高分化鳞癌的特征（　　）

    A.癌细胞大小不等　　　　B.发生于原有鳞状上皮的部位

    C.呈外生性生长　　　　D.有癌珠和细胞间桥形成

    E.有病理性核分裂象

21. 炎症时各种白细胞由血管渗出并聚集在局部组织内，称为白细胞的（　　）

    A.浸润　　　　　　B.游出

    C.附壁　　　　　　D.渗出

    E.阿米巴运动

22. 趋化作用是指白细胞（　　）

    A.靠边附壁及在组织内游走

    B.自血管内游出的过程

    C.吞噬病原体的过程

    D.沿血管壁做阿米巴运动

    E.向着某些化学物质定向游走的现象

23. 循环血液中有异常物质随血流阻塞于相应大小血管的过程称为（　　）

    A.血栓形成　　　　B.栓塞　　　　C.梗死

    D.栓子形成　　　　E.栓子运行

24. 心力衰竭细胞是（　　）

    A.心衰时发生变性的心肌细胞

    B.胞浆内含脂褐素的心肌细胞

    C.肺泡内吞噬了尘埃的巨噬细胞

    D.肺泡内吞噬了含铁血黄素的巨噬细胞

    E.肺泡内吞噬了病原体的巨噬细胞

25.黏液样变性是由于组织间质( )

    A.类黏液的积聚　　　　　　　B.黏液的积聚

    C.类黏液与黏液积聚　　　　　D.杯状细胞分泌黏液增多

    E.黏液腺体分泌黏液增多

26.化生是( )

    A.较幼稚组织转为成熟组织

    B.成熟组织转为另一种成熟组织

    C.胚胎组织转为另一种成熟组织

    D.成熟组织转为另一种不成熟组织

    E.化学因子所引起的局部组织增生

27.健康者进入高原地区或通风不良的矿井发生缺氧的主要原因是( )

    A.吸入气的氧分压低　　　　　B.肺部气体交换差

    C.肺循环血液少　　　　　　　D.血液携氧能力低

    E.组织血流少

28.引起心性水肿的主要机制是( )

    A.肾小球滤过率下降　　　　　B.肾小管重吸收钠水增多

    C.摄钠过多　　　　　　　　　D.摄水过多

    E.抗利尿激素分泌过多

29.体温上升期的热代谢特点是( )

    A.产热等于散热　　　　　　　B.散热大于产热

    C.产热大于散热　　　　　　　D.产热障碍

    E.散热障碍

30. DIC 的最主要特征是 ( )

    A.广泛微血栓形成　　　　　　B.凝血因子大量消耗

    C.纤溶过程亢进　　　　　　　D.凝血功能紊乱

    E.严重出血

(二) B 型题

A.肿瘤的组织来源　　　　B.肿瘤的大小和部位
C.肿瘤的硬度　　　　　　D.肿瘤细胞的分化程度
E.肿瘤有无继发感染

1. 良性肿瘤对机体的影响取决于(　　)
2. 肿瘤恶性程度取决于(　　)

A.固缩坏死　　　　　　　B.黏液、纤维素样变性
C.脂肪变性　　　　　　　D.水样变性
E.玻璃样变性

3. 风湿病时结缔组织病变是(　　)
4. 良性高血压时细动脉病变是(　　)

A.自身免疫性疾病　　　　B.与肥胖及胰岛素抵抗有关
C.胰岛的广泛破坏　　　　D.内分泌性疾病影响胰岛素分泌
E.糖耐量减低

5. 1 型糖尿病的病因可能是(　　)
6. 2 型糖尿病的病因可能是(　　)
7. 妊娠性糖尿病的病因可能是(　　)

A.急性心衰　　　　　　　B.输尿管结石
C.急性肾小管坏死　　　　D.应用青霉素
E.胆囊结石

8. 肾前性 ARF 的发病原因是(　　)
9. 肾后性 ARF 的发病原因是(　　)
10. 肾性 ARF 的发病原因是(　　)

二、多项选择题 (在备选答案中有 2~5 个选项是正确的，每小题 1 分，共 10 分)

1. 人体体液中 pH 维持相对恒定主要依靠 (　　)
   A.肺调节　　　　　　　　B.血液缓冲　　　　　　　C.肾调节
   D.胃肠调节　　　　　　　E.骨骼调节

2. 肉芽组织变为瘢痕组织时 (　　)
   A.胶原纤维数量增加　　　　　B.组织内水分减少
   C.毛细血管数量减少　　　　　D.炎细胞数量增加
   E.炎细胞数量减少

3. 引起钠水潴留的重要因素有 (　　)
   A.肾小球滤过率下降
   B.远曲小管对钠水重吸收增多
   C.近曲小管对钠水重吸收增多
   D.心房肽分泌增多
   E.心房肽分泌减少

4. 白色血栓的特点是 (　　)
   A.主要成分是血小板和少量纤维素
   B.多在心血管内膜损伤处形成
   C.是静脉内延续性血栓的起始部
   D.易脱落形成栓子
   E.常见于心脏瓣膜及动脉内膜

5. 急性肾衰时形成多尿期的机制是 (　　)
   A.肾小球滤过功能逐渐恢复
   B.肾间质水肿消退
   C.肾小管阻塞消除
   D.新生的肾小管上皮重吸收功能尚未恢复
   E.潴留在血中的尿素滤出引起渗透性利尿

6. 在血吸虫性急性虫卵结节发展为慢性虫卵结节的过程中正确的是 （　　）

　　A.虫卵周围抗原抗体复合物被吸收

　　B.虫卵周围可产生肉芽组织层

　　C.嗜酸粒细胞和淋巴细胞增多

　　D.上皮样细胞增多

　　E.虫卵内毛蚴死亡和钙化

7. 目前认为与雌激素有关的疾病是 （　　）

　　A.子宫内膜增生症　　　　B.葡萄胎　　　　C.乳腺癌

　　D.子宫平滑肌瘤　　　　　E.乳腺增生症

8. 肝硬化晚期腹水形成的原因是 （　　）

　　A.肝细胞合成白蛋白功能下降

　　B.门静脉压力升高

　　C.肝窦内压升高

　　D.血中抗利尿激素水平升高

　　E.血中醛固酮水平升高

9. 心肌肥大的可能机制为 （　　）

　　A.心脏容量负荷过重　　　　B.心脏压力负荷过重

　　C.核糖核酸合成增加　　　　D.蛋白质合成增加

　　E.线粒体数量增多

10. 肉瘤的组织学特点是 （　　）

　　A.肿瘤细胞多呈巢状排列　　　　B.肿瘤细胞弥漫分布

　　C.实质与间质分界不清　　　　D.间质内血管丰富

　　E.肿瘤细胞之间多无网状纤维

三、填空题 （每空 0.5 分，共 10 分）

1. 氧自由基指 ＿＿＿＿；氧自由基和过氧化氢组成 ＿＿＿＿。

2. 镜下典型的粥样斑块病灶的表层为 ＿＿＿＿，深部为 ＿＿＿＿，其中含 ＿＿＿＿。

3. 间质性肺炎是由 _____ 和 _____ 引起的，发生在 _____ 、 _____ 及 _____ 等肺间质的炎症。

4. 糖尿病时细小动脉主要发生 _____ ；大中动脉主要发生 _____ 。

5. 肾盂肾炎的感染途径有 _____ 、 _____ 。

6. 原发性肝癌是由 _____ 或 _____ 发生的恶性肿瘤，其病因可能为 _____ 、 _____ 、 _____ 、 _____ 。

四、名词解释 (每小题 3 分，共 12 分)

1. 艾滋病
2. 嗜酸性变和嗜酸性小体
3. 肺源性心脏病
4. 自身输血

五、问答题 (共 28 分)

1. 试述休克与 DIC 的关系。 (7 分)
2. 何谓化脓性炎？列举 3 种属化脓性炎疾病的病理特点。(8 分)
3. 原发性颗粒性固缩肾与动脉粥样硬化性固缩肾的肾血管病变和肾病变有何不同？ (6 分)
4. 肿瘤的异型性及其在病理诊断学上的意义。 (7 分)

附：参考答案

一、单项选择题

（一）A 型题

1.D 2.D 3.A 4.A 5.E 6.B 7.C 8.A 9.D 10.C
11.C 12.B 13.D 14.D 15.C 16.E 17.C 18.D 19.C 20.D

21.A 22.E 23.B 24.D 25.A 26.B 27.A 28.B 29.C 30.D

（二）B型题

1.B 2.D 3.B 4.E 5.A 6.B 7.E 8.A 9.B 10.C

二、多项选择题

1.ABC 2.ABCE 3.ABE 4.ABCE 5.ABCDE
6.ABDE 7.ACDE 8.ABCDE 9.ABCDE 10.BCD

三、填空题

1. 由氧诱发的自由基 活性氧
2. 纤维结缔组织 无定形的坏死崩解物 胆固醇结晶
3. 支原体 病毒 肺泡间隔 细支气管周围 小叶间隔
4. 玻璃样变性 粥样硬化
5. 上行感染 血源性感染
6. 肝细胞 肝内胆管上皮细胞 病毒性肝炎 肝硬化 黄曲霉素 亚硝胺类化合物

四、名词解释

1. 艾滋病是由人类免疫缺陷病毒感染引起的获得性免疫缺陷病，是以严重细胞免疫缺陷为主要特征的临床综合征。

2. 病毒性肝炎时有些变性的肝细胞可因胞浆水分逐渐脱失、嗜酸性增强呈均匀的伊红染色，称为嗜酸性变。嗜酸性变的肝细胞进一步发展，可形成伊红色、均质状的圆形小体，核固缩或消失，称为嗜酸性小体，实质为细胞凋亡。

3. 肺源性心脏病是因肺脏或肺血管的原发性疾病引起的以肺动脉高压、右心室肥大为主要病变的心脏病。

4. 休克的缺血性缺氧期，体内有效循环血量减少时，通过神经体液机制使小静脉和肝、脾储血库收缩，减少血管床内容纳的血量而增加回心血量，以维持动脉血压，称为"自身输血"，是休克时增加回心血量的"第一道防线"。

五、问答题

1. 休克和 DIC 互为因果。休克晚期由于微循环持续淤血，血流速度变慢，血液浓缩，血液处于高凝状态；酸中毒不断加重，易于形成血栓；败血症休克时病原微生物与毒素均可损伤血管内皮，激活内源性凝血系统；严重创伤性休克时，组织因子入血，可启动外源性凝血系统；异型输血引起红细胞损伤，更容易诱发 DIC。急性 DIC 时广泛的微血栓形成，使回心血量减少；DIC 时发生的出血使血容量减少；DIC 时补体及激肽系统激活和 FDP 大量形成，造成微血管舒张及通透性增高；这些因素的共同作用引起休克并促进休克的发展。休克和 DIC 相互影响，使病情恶化。

2. 化脓性炎是指以中性粒细胞大量渗出，伴有不同程度的组织坏死和脓液形成的炎症。如：

(1) 小叶性肺炎病变的特点是以肺小叶为单位的化脓性炎症。肉眼观察，两肺各叶可见散在多发性粟粒状灰黄色实变病灶，以下叶及背侧最严重；切面灰黄色，质较实，边缘不规则，病灶中常见细支气管断面，挤压时有脓样物溢出，一般不侵犯胸膜。光镜下，病灶中央的细支气管黏膜充血、水肿，纤毛柱状上皮变性、坏死、脱落，管腔内充满脓性渗出物；周围肺泡腔内出现较多中性粒细胞；病灶周围肺组织充血，可伴有代偿性肺气肿和肺不张。

(2) 流行性脑脊髓膜炎是由脑膜炎双球菌引起的急性化脓性脑脊髓膜炎。肉眼观，脑脊髓膜血管高度扩张充血，病变严重区域的蛛网膜下腔可充满灰黄色脓性渗出物，覆盖着脑沟、脑回，以致结构模糊不清。光镜下，蛛网膜血管明显扩张、充血，蛛网膜下腔增宽，其中有大量中性粒细胞及纤维素渗出和少量单核细胞、淋巴细胞浸润。

（3）急性肾盂肾炎的主要病变特点是肾间质和肾盂黏膜的化脓性炎。表现为病变肾脏表面和切面散在多数大小不等的脓肿，肾盂黏膜表面脓性渗出物。镜下见肾间质内的小脓肿可破坏肾小管而使其管腔内充满脓细胞和细菌，肾间质和肾盂黏膜有大量嗜中性粒细胞浸润。

注：也可答化脓性胆管炎、下肢蜂窝织炎、局限性脓肿等。

3. 原发性颗粒性固缩肾和动脉粥样硬化性固缩肾均由血管病变引起，肾脏体积均缩小变硬，但受累的血管及血管病变不同：前者主要为入球小动脉玻璃样变性，以及小血管内膜纤维组织增生及弹力纤维增生；后者主要为肾动脉主干或较大分支粥样硬化，受累严重者阻塞管腔。两者肾脏的肉眼变化也不同：原发性颗粒性固缩肾两肾病变对称，表面呈弥漫性细颗粒状；动脉粥样硬化性固缩肾由于梗死机化或肾缺血萎缩伴有纤维组织增生而形成较大的凹陷性瘢痕，多个瘢痕的形成导致肾体积缩小。

4. 肿瘤的异型性是指肿瘤的组织结构和细胞形态与其起源组织的差异，这种差异是由于组织细胞的分化程度不同造成的。一般肿瘤的异型性越大，恶性程度越高。异型性大小是判断良、恶性的重要依据。肿瘤的异型性主要包括两个方面：①组织结构异型性，是指肿瘤组织在空间排列上与起源组织的差异；②细胞的异型性，是指肿瘤细胞的大小、形状及细胞核等的异常。恶性肿瘤具明显异型性，尤其是瘤细胞核分裂象增多，特别是病理性核分裂象。由于肿瘤组织异型性的大小反映了肿瘤组织的成熟程度，区别这种异型性的大小是诊断肿瘤及确定其良、恶性的主要组织学依据，因此异型性在病理学诊断中具有非常重要的意义。

研究生入学试卷

一、单项选择题 (在备选答案中只有一个选项是正确的，每小题1分，共40分)

(一) A 型题

1. 萎缩细胞胞浆中的脂褐素是( )
   A.肿胀的线粒体　　　　B.没有完全消化的细胞器碎片
   C.沉积的黑色素　　　　D.沉积的钙盐
   E.含铁血黄素颗粒

2. 下列哪项不是梗死的原因和条件( )
   A.梗死多由动脉阻塞引起
   B.动脉持续痉挛可引起梗死
   C.全身血液循环状态对梗死的形成无影响
   D.双重血液循环的器官不易发生梗死
   E.有效的侧支循环建立可防止梗死的发生

3. 血栓机化是指血栓中有( )
   A.血小板凝集成小梁状　　　　B.纤维蛋白网及红细胞
   C.异物巨细胞及类上皮细胞　　D.大量淋巴细胞及白细胞
   E.新生毛细血管及成纤维细胞

4. 以变质性炎为主的疾病是( )
   A.大叶性肺炎　　　　B.脑膜炎　　　　C.病毒性肝炎
   D 细菌性痢疾　　　　E.小叶性肺炎

5. 大叶性肺炎第三期的变化是( )
   A.红色肝变期　　　B.灰色肝变期　　　C.溶解消散期
   D.充血水肿期　　　E.吸收好转期

6. 心肌间质小血管周围有较多风湿小体形成应诊断为( )

    A.风湿性心内膜炎　　　　　　　B.风湿性心肌炎

    C.风湿性全心炎　　　　　　　　D.风湿性心外膜炎

    E.风湿性心瓣膜病

7. 肾病性水肿产生的最主要因素是( )

    A.肾小球滤过率明显减少

    B.肾小球毛细血管壁通透性升高

    C.血浆胶体渗透压下降

    D.醛固酮增加

    E.抗利尿激素增加

8. 恶性肿瘤晚期患者出现发热、咳嗽、呼吸困难等症状,胸透见两肺下叶散在边缘不清的小灶性阴影,其肺部病变首先要考虑的是( )

    A.大叶性肺炎　　　B.小叶性肺炎　　　　C.干酪样肺炎

    D.转移性肿瘤　　　E.间质性肺炎

9. 肝性脑病的正确概念是( )

    A.肝功能衰竭所致的精神错乱性疾病

    B.肝功能衰竭所致的精神、神经综合征

    C.肝功能衰竭所致的昏迷

    D.肝功能衰竭并发脑水肿

    E.肝脏疾病并发脑部疾病

10. 子宫颈上皮内瘤变不包括( )

    A.Ⅰ级（轻度）非典型增生　　B.Ⅱ级（中度）非典型增生

    C.Ⅲ级（重度）非典型增生　　D.早期浸润癌

    E.原位癌

11. 肾性高血压的机制是( )

    A.红细胞生成素分泌增多　　　B.前列腺素分泌增多

    C.甲状旁腺激素分泌增多　　　D.血清非蛋白氮含量增多

    E.肾素–血管紧张素分泌增多

12. 帕金森病是由于（　　）

　　A.大脑萎缩　　　　　　　　　　B.小脑萎缩

　　C.纹状体黑质多巴胺系统损害　　D.锥体系统病变

　　E.脊髓病变

13. 休克缺血性缺氧期微循环血管痉挛的主要原因是（　　）

　　A.血管加压素增多　　　　　　B.儿茶酚胺增多

　　C.血管紧张素Ⅱ增多　　　　　D.醛固酮增多

　　E.前列腺素增多

14. 下列哪种肺部炎症易引起肺泡内透明膜病变的形成（　　）

　　A.大叶性肺炎　　B.小叶性肺炎　　　　C.肺脓肿

　　D.病毒性肺炎　　E.支原体肺炎

15. 革囊胃是指（　　）

　　A.胃溃疡广泛瘢痕形成　　　　B.胃癌伴胃扩张

　　C.胃黏液癌　　　　　　　　　　D.范围较大的溃疡型胃癌

　　E.弥漫浸润型胃癌

16. 急性弥漫增生性肾小球肾炎的主要病变是（　　）

　　A.内皮细胞增生　　　　　　　　B.系膜细胞增生

　　C.球囊脏层上皮细胞增生　　　　D.球囊壁层上皮细胞增生

　　E.内皮细胞和系膜细胞增生

17. 阿尔茨海默病的主要病变为（　　）

　　A.筛网状软化灶　　　　B. 血管套　　　C.嗜神经现象

　　D.老年斑　　　　　　　E. 黑质和蓝斑脱色素

18. 休克缺血性缺氧期微循环的变化，下列哪一项是错误的（　　）

　　A.微动脉收缩　　　　　　　　B.后微动脉收缩

　　C.动静脉吻合支收缩　　　　　D.微静脉收缩

　　E.毛细血管前括约肌收缩

19. 慢性风湿性心瓣膜病一般没有（　　）

　　A.瓣膜增厚变硬　　　　　　　B.瓣叶互相粘连

C.腱索增粗融合　　　　　　　D.瓣膜断裂、穿孔

E.乳头肌缩短

20. 下述哪项不属于机化( )

A.脓肿破溃脓液流出形成的窦道

B.大叶性肺炎后合并的肺肉质变

C.肾梗死的瘢痕形成

D.闭塞性心包炎的发生

E.血栓由肉芽组织取代

21. 恶性肿瘤出现下列哪种情况预后较好( )

A.分化程度高，间质中有较多淋巴细胞浸润

B.分化程度高，血管中有瘤栓

C.异型性明显，脏器被膜有侵犯

D.分化程度中等，邻近淋巴结有转移

E.分化程度低，间质血管丰富

22. 低张性缺氧引起肺通气量增加的主要机制是氧分压降低( )

A.刺激颈动脉窦压力感受器

B.刺激颈动脉体和主动脉体化学感受器

C.直接刺激呼吸中枢

D.刺激肺牵张感受器

E.刺激主动脉弓压力感受器

23. 大量组织因子入血的后果是( )

A.激活内源性凝血系统　　　　B.激活外源性凝血系统

C.激活补体系统　　　　　　　D.激活激肽系统

E.激活纤溶系统

24. 代谢性酸中毒时，机体发生缓冲和代偿调节作用最主要的方式是( )

A.细胞外液缓冲　　　　B.呼吸代偿　　　　C.细胞内缓冲

D.肾脏代偿　　　　　　E.骨骼缓冲

25.下列关于继发性肺结核病变特点叙述哪项是正确的（　　）

　　A.早期病变多位于右肺尖部

　　B.肺门淋巴结常有明显干酪样坏死

　　C.不见肺内空洞的形成

　　D.肺内病变主要经淋巴道播散

　　E.机体已有一定免疫力，病变常可迅速痊愈

26.艾滋病最常见的机会性感染疾病是（　　）

　　A.卡氏肺囊虫　　　　B.弓浆虫　　　　　C.新型隐球菌

　　D.巨细胞病毒　　　　E.白色念珠菌

27.引起口腔鹅口疮的霉菌是（　　）

　　A.放线菌　　　　　　B.曲霉菌　　　　　C.毛霉菌

　　D.念珠菌　　　　　　E.隐球菌

28.荧光显微镜下见肾小球内呈线形荧光为（　　）

　　A.膜性肾炎　　　　　　　　B.肺出血-肾炎综合征

　　C.微小病变肾病　　　　　D.系膜增生性肾小球肾炎

　　E.链球菌感染后肾小球肾炎

29.慢性肾衰晚期钙磷代谢障碍表现为（　　）

　　A.血钙降低、血磷降低　　　　B.血钙降低、血磷正常

　　C.血钙降低、血磷升高　　　　D.血钙升高、血磷降低

　　E.血钙升高、血磷升高

30.宫颈癌中最常见的组织学类型是（　　）

　　A.原位癌　　　　　　B.鳞状细胞癌　　　　　C.黏液癌

　　D.硬癌　　　　　　　E.腺癌

（二）B 型题

　　A.胃黏膜缺血　　　　　　B.胃腔内 H^+ 进入黏膜

　　C.胆汁逆流　　　　　　　D.代谢性酸中毒

　　E.胃内碳酸氢盐减少

1.应激性溃疡发生的必要条件是（　　）

2.应激性溃疡发生的最基本条件是(　　)

　　A.酸中毒时酸性尿　　　　B.酸中毒时碱性尿

　　C.碱中毒时碱性尿　　　　D.碱中毒时酸性尿

　　E.酸碱正常时酸性尿

3.严重呕吐可出现(　　)

4.严重失血性休克可出现(　　)

5.肾小管性酸中毒可出现(　　)

　　A.伤寒　　　　　　B.痢疾　　　　　　C.流行性脑脊髓膜炎

　　D.梅毒　　　　　　E.流行性出血热

6.全身单核巨噬细胞系统增生性炎(　　)

7.全身小血管广泛性损害引起出血性炎(　　)

8.动脉内膜炎和血管周围炎及树胶肿(　　)

　　A.光镜观察　　　　　　　　B.组织化学染色

　　C.免疫组织化学染色　　　　D.电镜观察

　　E.图像分析技术

9.观察细胞器的方法(　　)

10.定量观察、测定血管的长度、直径的方法(　　).

二、多项选择题 (在备选答案中有 2~5 个选项是
正确的，每小题 1 分，共 10 分)

1.肝性脑病患者血氨含量增多的机制主要是(　　)

　　A.氨生成增多　　　　　　　B.谷氨酸生成增多

　　C.氨直接进入体循环　　　　D.氨排出障碍

　　E.氨清除不足

2.鳞状上皮化生可发生于(　　)

A.支气管黏膜上皮   B.肾球囊上皮细胞

C.子宫颈黏膜上皮   D.胆囊黏膜上皮

E.肾盂黏膜上皮

3. 缺血-再灌注损伤时氧自由基可来自( )

A.黄嘌呤氧化酶增多   B. 儿茶酚胺的氧化

C.线粒体功能加强   D.中性粒细胞呼吸爆发

E.黄嘌呤脱氢酶活性升高

4. 代谢性酸中毒时发生中枢神经系统抑制的机制包括( )

A.脑内 γ-氨基丁酸生成增多

B.脑内 ATP 生成减少

C.脑血管收缩

D.脑内 α-酮戊二酸生成增多

E.儿茶酚胺生成增多

5. 梅毒的基本病变为( )

A.闭塞性血管内膜炎   B.树胶肿   C.冷脓肿

D.小血管周围炎   E.硬性下疳

6. 病变主要发生在直肠和乙状结肠的疾病有( )

A.肠血吸虫病   B.结肠癌   C.肠结核病

D.细菌性痢疾   E.阿米巴痢疾

7. 病变性质属纤维素性炎的疾病有( )

A.绒毛心   B.大叶性肺炎   C.肠阿米巴病

D.细菌性痢疾   E.咽白喉

8. 提出脑死亡的意义在于( )

A.节约人力物力，减少不必要的消耗

B.便于确定死因

C.提供最新鲜的器官移植材科

D.在法律上确立死亡的合法依据

E.便于学习解剖学知识

9. 肾盂肾炎有别于肾小球肾炎的有( )

A.病变主要累及肾脏间质　　B.基本病变是化脓性炎

C.由细菌直接感染引起　　D.病变可呈局灶性分布

E.属于变态反应性炎症

10.乳腺增生性纤维囊性变的特点有(　　)

A.肿块与周围组织界限不清

B.一般无包膜，有囊肿形成

C.有小叶结构存在

D.质地硬韧

E.由增生的纤维间质和腺体组成

三、填空题 (每空 0.5 分，共 10 分)

1. AIDS 的病变特点为 HIV 侵犯、破坏 ＿＿＿＿ 细胞使 ＿＿＿＿ 严重缺陷；临床主要表现为 ＿＿＿＿，＿＿＿＿。

2. 肾小球肾炎时毛细血管内增生是指 ＿＿＿＿ 细胞和 ＿＿＿＿ 细胞增生，而毛细血管外增生是指 ＿＿＿＿＿＿ 细胞增生。

3. 镜下典型的粥样斑块病灶其表层为 ＿＿＿＿，深部为 ＿＿＿＿，其中含 ＿＿＿＿。

4. 虽然引起休克的原因不同，但休克的起始环节主要是 ＿＿＿＿、＿＿＿＿ 和 ＿＿＿＿，其中任何一个环节发生改变均可使 ＿＿＿＿＿＿ 减少，从而导致休克。

5. 恶性高血压病理变化特点是全身细动脉发生 ＿＿＿＿，小动脉呈 ＿＿＿＿ 的改变。

6. 发热发病学的基本环节是 ＿＿＿＿、＿＿＿＿、＿＿＿＿、＿＿＿＿。

四、名词解释 (每小题 3 分，共 12 分)

1. 血管套

2. 尿毒症

3. 热休克蛋白

4. 阴离子间隙 (AG)

五、问答题 (共 21 分)

1. 自由基如何造成机体损伤？(6 分)
2. 试述风湿性心内膜引起瓣膜病的机制。(7 分)
3. 何谓肉芽肿？讲出四种感染性肉芽肿的病理特点。(8 分)

六、病案分析 (共 7 分)

(一) 病史摘要

刘某，男性，30 岁。突发右下腹剧痛 12 小时，于 4 月 25 日急诊入院。

患者于入院前一天下午因家庭琐事争吵，晚餐饮酒，入睡时感胃部不适。约至半夜，突感右下腹部剧痛，呈持续性，自觉发热，小便短赤，经当地卫生院诊断为 "急性阑尾炎穿孔并发急性弥漫性腹膜炎" 转来本院。

患者以往无右下腹疼痛史，自 25 岁起常有心窝部疼痛，嗳气、反酸频繁，服胃舒平等胃药能缓解，但常反复发作。去年春天曾解出柏油样大便，大便隐血试验强阳性。

体检：体温 38.5℃，脉搏 90 次/分，呼吸 37 次/分，血压 130/85mmHg。患者呈急性病容，面色苍白，四肢湿冷。心肺检查无异常。皮肤无黄染及出血点。腹部略膨隆，腹肌紧张，有明显压痛及反跳痛，未闻及肠鸣音。

化验：红细胞 4×10^{12}/L，白细胞 13.5×10^9/L，中性 90%，淋巴 10%。

X 线检查：全部肠襻明显充气，膈下游离气体可疑。

治疗经过：入院后立即剖腹探查，打开腹腔未闻及粪臭，有黄色混浊的液体约 50ml。于胃小弯距离幽门约 2cm 处见到一直径

2mm圆形穿孔，遂作胃次全切除术，共住院21天，痊愈出院。

(二) 讨论题

1. 本例的诊断是什么？依据何在？
2. 为什么起病时很像急性阑尾炎的症状？

附：参考答案

一、单项选择题

(一) A 型题

1.B　2.C　3.E　4.C　5.B　6.B　7.C　8.B　9.B　10.D
11.E　12.C　13.B　14.D　15.E　16.E　17.D　18.C　19.D　20.A
21.A　22.B　23.B　24.A　25.A　26.A　27.D　28.B　29.C　30.B

(二) B 型题

1.B　2.A　3.C　4.A　5.B　6.A　7.E　8.D　9.D　10.E

二、多项选择题

1.ACE　2.ACDE　3.ABD　4.AB　　5.ABD
6.ABD　7.ABDE　8.ACD　9.ABCD　10.ABC

三、填空题

1. CD_4^+T　免疫功能　机会性感染　伴发肿瘤
2. 内皮　系膜　球囊壁层上皮
3. 纤维结缔组织　无定形的坏死崩解物　胆固醇结晶
4. 血容量减少　心输出量急剧减少　外周血管容量扩大　有效循环血量
5. 坏死性细动脉炎　增生性小动脉炎

6. 发热激活物产生　生成内生致热源　体温调节中枢调定点上移　调温器反应

四、名词解释

1. 病毒性脑炎时，血管高度扩张充血，血管周围间隙增宽，以淋巴细胞、单核细胞为主的炎细胞围绕血管周围间隙形成灶性浸润，这种现象称血管套。

2. 尿毒症是急性和慢性肾功能衰竭发展到最严重的阶段，由于肾单位大量破坏，使终末代谢产物和内源性毒物在体内蓄积，水和电解质及酸碱平衡紊乱，内分泌功能失调，从而引起一系列自体中毒症状。

3. 应激原如热刺激等作用于真核细胞而诱导产生的一类蛋白，称为热休克蛋白或应激蛋白，可增强细胞对应激原作用的耐受能力和抵抗能力。

4. AG 是指血浆中未测定的阴离子（UA）和未测定阳离子（UC）的浓度差（AG = UA − UC），正常值为 12±2 mmol／L。

五、问答题

1. 自由基可造成：①脂质过氧化，使细胞膜的脂质发生改变；②脂质、蛋白质和胶原之间的相互关联，使它们丧失活性；③DNA 断裂和染色体畸变；④花生四烯酸代谢增强，使生物活性物质如前列腺素、血栓素和白三烯产生增多。上述原因均能造成机体损伤。

2. 风湿性心内膜炎主要累及心瓣膜及其邻近的内膜和腱索，病变以二尖瓣最为多见，其次为二尖瓣和主动脉瓣联合受累，再次为主动脉瓣，其他瓣膜极少受累。早期瓣膜肿胀，间质有黏液样变性和纤维素样坏死；内皮细胞变性，尤以闭锁缘为重；面向血流面的内皮细胞受到瓣膜开关的摩擦、碰撞及血流的冲击，易变性脱落，暴露内皮下胶原，激活凝血系统，诱导血小板沉积、凝集形成粟粒大小灰白色、半透明、疣状的白色血栓。常沿着闭锁缘呈串珠状排列，与瓣膜粘连紧密不易脱落，称疣状赘生物。病变后期，赘生物机化，瓣膜本身也纤维化及瘢痕形成，类似病变反复发生终致瓣膜增厚、变硬、卷曲、短缩，瓣叶间可粘连，腱索增粗、缩短而形成瓣膜病。

3. 肉芽肿是巨噬细胞增生形成境界明显的结节状病灶。不同病因可引起形态不同的肉芽肿，如感染性肉芽肿、异物性肉芽肿等。

（1）伤寒病中增生的巨噬细胞胞浆内吞噬有红细胞、淋巴细胞、细胞碎屑及伤寒杆菌，称为伤寒细胞。许多伤寒细胞常聚集成堆，形成小结节状病灶，称为伤寒性肉芽肿。

（2）结核结节是结核病以增生为主的特征性病变。由上皮样细胞、朗罕巨细胞，以及外周聚集的淋巴细胞和成纤维细胞构成的结核性肉芽肿。变态反应强时，结节中央常出现干酪样坏死。

（3）树胶样肿是梅毒的一种特殊性肉芽肿，其质韧而有弹性，似树胶，镜下似结核结节，中央常出现干酪样坏死，但坏死不彻底，周围有上皮样细胞、朗罕巨细胞，以及外周聚集的较多淋巴细胞和浆细胞。

（4）风湿小体：风湿病时风湿小体常位于心肌间质的小血管附近，风湿细胞围绕着纤维素样坏死灶聚集，其间有少量淋巴细胞浸润，形成圆形或梭形境界清楚的结节状病灶，称为风湿小体或阿少夫小体，即风湿性肉芽肿或称风湿小结。

六、病案分析

1. 诊断是胃溃疡急性穿孔。依据是：①术中于胃小弯距离幽门约 2cm 处见到一直径 2mm 圆形穿孔。②患者既往有明显的心窝部疼痛，嗳气、反酸频繁，反复发作等胃溃疡表现。

2. 胃穿孔时，内容物可沿升结肠旁沟流到右下腹，引起右下腹疼痛和压痛，因此可引起与阑尾炎相混淆的症状。